5つの keywords でスッキリわかる！

小児の急変対応

―あわてないために必要な見方と考え方―

聖路加国際病院 小児総合医療センター
島袋林秀・梅原　直

総合医学社

●●● 推薦のことば ●●●

　本書 Part1 で定義されているが，そもそも医療現場で「急変」って，なんだろうか？　一般的に予測できない，予測しない事象の出現を「急変」と呼ばざるを得ないのかもしれない．すなわち「予測できなかった病勢の進行」と言い換えられる．そうなると日々の診療の中で驚くほど起こりうる現象と言えるのかもしれない．

　ベッドサイドにおいても，無数の患者情報が電子化され氾濫している．これらの情報を患者の状態に即して，的確に評価することが「急変予知」の原点であり，「急変予防」に直結している．いずれにせよ，急変の予知・予防・迅速対応・そのデータ・知識の普遍化・共有化が日常診療の基本の一つであり，医療安全の原点となりうるものである．

　本書は，① keywords で理解する小児の急変のキホン，②小児の急変の特徴，③病態別にみた小児急変への対応，④トラブルを未然に防ぐために，⑤気道管理の急変への対応─DOPE を覚えようの5部で構成され，小児急変全体を把握するのにとても読みやすく理解しやすい．また，補填資料として，本文には「自信がつくための5つの keywords」として 1）急変の予知，2）急変時の3つの対応，3）呼吸の重要性，4）病気ではなく病態を考える，5）緊急度と重症度の区別を詳述して，読者の理解を深めるよう，配慮している．

　急変予測対応の正確さは急変悪化予防・重篤化の予知の大きな知的資質となるだろう．この知識を具体的に共通言語化して，スタッフ一同，我が国の医療者仲間が横一線に並び，急変予防に努めることが出来れば一番である．いずれにせよ，急変予防はとても大事な医療安全活動の一環である．この意識を常に念頭において診療活動を行うべきだが，そのテキストとして本書はきわめて有用であり，常にナースステーションにて，ベッドサイドにて実践活用されることを心から願うところです．最後に，急変対応自体は画一的なものだけでなく，患者さん個人個人の病態にあわせて行うナラティブな要素が含まれていることを決して忘れないで欲しいと願っています．

北九州市立八幡病院小児救急センター病院長

日本小児救急医学会名誉理事長

市川光太郎

●●● はじめに ●●●

2017年6月24日，聖路加国際大学のアリス・C・セントジョン メモリアルホールで第31回日本小児救急医学会の理事長講演が行われた．医師・看護師・救急救命士が多数埋め尽くした会場で，市川光太郎理事長が今までご尽力されてきた日本の小児救急医療への熱い思いを語った．講演後数分間にわたり，会場の聴衆からの拍手は鳴りやまず，先生の偉大さと小児救急の重要性について目頭を熱くした瞬間でもあった．

約20年前，医師としてスタートを切った私は北九州市立八幡病院救急センター小児科にいたが，要領を得ず出来の悪い私を，当時部長の市川光太郎先生は「坊や」と呼び，叱咤激励して頂いた．離職の際に先生から送られた言葉「一生研修医であれ」は，いまでも座右の銘となっている．

医療技術の発展や公衆衛生の向上とともに，小児疾患の軽症化，少子化の時代となったが，**小児医療・保健の重要性は変わることなく，より質の高い安心のできる小児救急医療が社会から求められている**．

本書は4年前から毎年行っている医学教育研究所のプラクティカル看護セミナー「明日から役立つ小児の急変に強くなる」の5時間講義の内容を実況中継風にまとめたものである．**急変を予防することはその対応より最も大切なことである**が，**急変がいったん生じた際には速やかな対応が求められている**．セミナーでは，看護師が自信をもって病棟や救急外来での小児への急変に対応ができるように**5つのkeywords**をもとに展開し，幸いにも毎回満足度95%の好評を得ている．読者の方にも講義を体験していただけるように実況中継風の記載を意識したため，説明不足の点もあるかもしれないが，小児救急診療を身近なものと感じていただければ幸いである．

本書の**Part1**では，疾患より病態，急変よりも急変前に気づくことの重要性やRRS（院内救急対応システム）に，**Part2**では「小児は大人のミニチュアではないこと」をコンセプトに，小児の解剖学的生理的な事項をまとめている．**Part3**では，小児の救急外来でよく遭遇する病態を簡潔に解説し，**Part4**では**医療スタッフの連携の重要性を伝えることを目的に，コミュニケーションエラーや正確かつ迅速に伝わるドクターコールの仕方について記述した．付録**では，DOPEを通じて，知っているつもりになっている基本を学ぶ重要性を述べた．本書は小児救急医療にかかわる看護師のみならず，若手小児科医にとっても有用なものであると考えている．**明日からの小児救急での看護・診療に活用**されることで，小児の救急医療の向上につながることを共著である梅原直医師とともに期待している．

小児救急診療や看護セミナー講演を通じて，私も「成長する坊や」となれるように今後も努力したい．

最後に，書籍化にむけて後押しをしていただいた総合医学社編集部の方々に心より感謝申し上げます．

2017年10月

聖路加国際大学大学院　臨床准教授
聖路加国際病院小児総合医療センター小児科　医幹

島袋林秀

●●● 目　次 ●●●

Part1　Keywords でバッチリおさえる 「小児の急変のキホン」！（島袋林秀）・・・・・・・・・・・・・・1

1　急変とは・・2
　●急変の定義・・3

2　小児の急変の 5 つの keywords・・・・・・・・・・・・・・・・・・・・・・・・・・4
　●急変の keywords ①"8 割の予知"・・・・・・・・・・・・・・・・・・・・・4
　●急変の keywords ②"対応（評価・技能・RRS）"・・・・・・・・8
　●急変の keywords ③小児は"呼吸＞循環"・・・・・・・・・・・・・・9
　●急変の keywords ④"疾患名でなく病態で考える"・・・・・・・10
　●急変の keywords ⑤"緊急度と重症度で考える"・・・・・・・・・11
　●小児の急変をわかりづらくしているもの・・・・・・・・・・・・・・12

Part2　小児の急変の特徴を理解しよう！（梅原　直）・・・・・・・・15

1　小児と成人の相違点・・・・・・・・・・・・・・・・・・・・・・・・・・・・・・・・・・・・・・16
　●小児の状態悪化のリスク因子・・・・・・・・・・・・・・・・・・・・・・・・・18
　●急変の早期覚知・・・・・・・・・・・・・・・・・・・・・・・・・・・・・・・・・・・・・20

2　バイタルサイン：呼吸数・・・・・・・・・・・・・・・・・・・・・・・・・・・・・・・・・・21

3　バイタルサイン：脈拍数・心拍数・・・・・・・・・・・・・・・・・・・・・・・・24

4　バイタルサイン：血圧・・・・・・・・・・・・・・・・・・・・・・・・・・・・・・・・・・・・26

5　バイタルサイン：意識・・・・・・・・・・・・・・・・・・・・・・・・・・・・・・・・・・・・27

6　バイタルサイン：体温・・・・・・・・・・・・・・・・・・・・・・・・・・・・・・・・・・・・29

7　急変対応の ABCD・・・・・・・・・・・・・・・・・・・・・・・・・・・・・・・・・・・・・・・30
　●A：Airway（気道）・B：Breathing（呼吸）・・・・・・・・・・30
　●子どもと大人の呼吸器系の違い・・・・・・・・・・・・・・・・・・・・・・35
　●C：Circulation（循環）・・・・・・・・・・・・・・・・・・・・・・・・・・・41
　●D：Dysfunction of CNS（神経）・・・・・・・・・・・・・・・・・・42

8　ショック・・45

●子どもと大人の心臓の違い─特に乳児（1歳未満）……………………… 49

9 ステップアップするために知っておきたいこと ………………………… 52
●さまざまな酸素投与のデバイス …………………………………………… 52
●知って得する豆知識 ………………………………………………………… 54

Part3　病態別にみた小児急変への対応！………………59

1 血便（島袋林秀）………………………………………………………………… 60
●症例から血便への対応を考える …………………………………………… 60
●血便の際に観察すべきこと ………………………………………………… 62
●小児の血便の代表疾患 ……………………………………………………… 64

2 けいれん（梅原　直）………………………………………………………… 69
●症例からけいれんへの対応を考える ……………………………………… 69
●けいれん重積の治療指針 …………………………………………………… 74
●熱性けいれんのガイドライン ……………………………………………… 76

3 呼吸障害（梅原　直）………………………………………………………… 79
●呼吸障害のキホン …………………………………………………………… 79
●症例から呼吸障害への対応を考える ……………………………………… 81
●気管挿管の適応 ……………………………………………………………… 85
●小児の呼吸障害を「言葉」で伝える ……………………………………… 86

4 顔面蒼白（島袋林秀）………………………………………………………… 91
●症例から顔面蒼白への対応を考える ……………………………………… 91
●ショックとは ………………………………………………………………… 92
●循環の評価 …………………………………………………………………… 94
●顔面蒼白の代表疾患 ………………………………………………………… 95

5 外傷（梅原　直）……………………………………………………………… 99
●症例から外傷への対応を考える …………………………………………… 99
●小児の頭部外傷の特徴 ……………………………………………………… 102

Part4　トラブルを未然に防ぐために！
─トラブルシューティング，急変後対応とドクターコール─（島袋林秀）・**109**

1 トラブルシューティング …………………………………………………… 110
●トラブルシューティングの定義 …………………………………………… 110
●トラブルシューティングのポイント ……………………………………… 114

2 急変後の対応 ………………………………………………………………… 115

●記録の整理⋯⋯⋯⋯⋯⋯⋯⋯⋯⋯⋯⋯⋯⋯⋯⋯⋯⋯⋯⋯⋯115
●スタッフのメンタルケア⋯⋯⋯⋯⋯⋯⋯⋯⋯⋯⋯⋯⋯⋯⋯115

3 伝わるドクターコールの方法⋯⋯⋯⋯⋯⋯⋯⋯⋯⋯⋯⋯117
●ドクターコールがうまくいかない原因⋯⋯⋯⋯⋯⋯⋯⋯117
●伝えるために知っておきたいこと⋯⋯⋯⋯⋯⋯⋯⋯⋯⋯117
●新聞に学ぶ伝え方⋯⋯⋯⋯⋯⋯⋯⋯⋯⋯⋯⋯⋯⋯⋯⋯⋯119

付録　気道管理の急変への対応―DOPEを覚えよう！―（島袋林秀）•125

1 DOPE（ドープ）とは⋯⋯⋯⋯⋯⋯⋯⋯⋯⋯⋯⋯⋯⋯⋯126

2 DOPEでの具体的行動⋯⋯⋯⋯⋯⋯⋯⋯⋯⋯⋯⋯⋯⋯128
●Displacement：位置異常⋯⋯⋯⋯⋯⋯⋯⋯⋯⋯⋯⋯⋯128
●Obstructive：閉塞⋯⋯⋯⋯⋯⋯⋯⋯⋯⋯⋯⋯⋯⋯⋯⋯133
●Pneumothorax：緊張性気胸⋯⋯⋯⋯⋯⋯⋯⋯⋯⋯⋯⋯137
●Equipment：機器異常⋯⋯⋯⋯⋯⋯⋯⋯⋯⋯⋯⋯⋯⋯138

コラム
・1か月健診でよく聞かれる数字の話⋯⋯⋯⋯⋯⋯⋯⋯⋯⋯7
・外国人はNICUを何と読むのか⋯⋯⋯⋯⋯⋯⋯⋯⋯⋯⋯9
・CO_2検知器を活用しよう⋯⋯⋯⋯⋯⋯⋯⋯⋯⋯⋯⋯⋯130
・気管チューブのサイズの単位と吸引チューブのサイズの単位⋯⋯⋯136
・吸引圧⋯⋯⋯⋯⋯⋯⋯⋯⋯⋯⋯⋯⋯⋯⋯⋯⋯⋯⋯⋯⋯136

■索　引⋯⋯⋯⋯⋯⋯⋯⋯⋯⋯⋯⋯⋯⋯⋯⋯⋯⋯⋯⋯141

カバーフォト：Beneda Miroslav. herjua. Jaren Jai Wicklund. LittleDogKorat/Shutterstock.com

Part 1

keywordsでバッチリおさえる「小児の急変のキホン」!

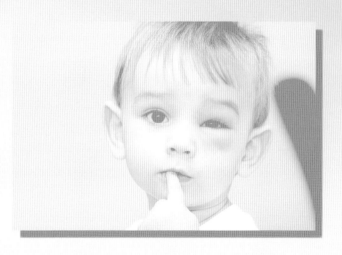

1 急変とは

　本題に入る前に，小児の急変のキホンについて学んでおきましょう．重要な部分はPart2以降でも詳しく解説します．

　小児の急変といっても，皆さんのイメージはそれぞれでずいぶん異なると思います．大人に比べて小児の急変は難しいところもあります．

　皆さんは，子どもの急変と聞いて何を思い浮かべますか．救急外来の夜間診療，PICU，もしくは心臓手術や重症の赤ちゃんの治療とさまざまでしょう．**本書は，病棟や外来での小児の急変にどのように対応していくかという視点で進めていきたいと思います．**

　病棟で生体監視モニターが急に鳴りました．さぁ皆さんどうしますか．モニターが鳴っていても結構放ったらかしにしていることはないですか．

　筆者が在職していたある病院には**"3秒ルール"**というのがありました．モニターが鳴って3秒以内にモニター音を消して赤ちゃんを確認しなければいけないというルールです．医師だけではなく，看護師もモニターが鳴ったら，3秒以内に駆け寄り，赤ちゃんの急変の原因を考えます．

　モニターが鳴りっぱなしに対して筆者はすごく気になります．なぜならば，モニターというのは，赤ちゃんや小児の急変を知らせているからです．モニターの警報音は「小児の叫び」なのです．10秒，20秒，1分と鳴りっぱなしにしておくならば鳴らさないほうがいいですよね．「すぐに鳴って，うっとうしい」と思うならば適切な設定に変えればいいのです．中途半端なモニターは邪魔ですし，それによって本当に急変の患者さんを見落とすきっかけになります．

　さて，3歳の子どものベッドサイドのモニターが急に鳴りました．まず皆さんは，何をしますか．頭の中でイメージしてみてください．

本書では，このはじめの5分間の行動について学んでいきます．

急変の定義

急変とは何でしょうか.

> 患者の急変とは, 通常業務を中止してまで, 介入しなければならない患者の容態変化のこと. 時にバイタルサインの変化を伴い, 生命の危機となることがある[1].

と書かれています.

もう少しイメージを膨らませてみましょう.

「急に変わる」のが急変です.「急に変わる」とは, "時間軸が大きく変わる"ということです. 今まで問題のなかった子どもが急に短い時間に変化して, 今までの状態と変わるということなのです.

では, 何が変わるのでしょうか. 一つは患者さんの病態です. そしてもう一つ, 私たち医療従事者自身の心も動揺し大きく変わるというのが急変なのです. 急変対応の講座では, 患者さんの急変を中心に話をされることが多いですが, 医療従事者の行動や心理をうまくコントロールできないと, 急変にうまく対応できません.

急変対応の得意な医療従事者は, 自分の気持ちのコントロールがうまくできています.

患者さんを前にして「あれやらなきゃ, これやらなきゃ」という前に, 自分の心をまず落ち着かせて, 自分をコントロールすることが, 急変の対応には極めて重要なことです.

もちろん, 急変の対応も重要ですが, 急変させない日ごろからの予防努力は何よりも重要なことです.

2 小児の急変の5つの keywords

小児の急変には，下記の5つの keywords があります．

①8割の予知 ⇒ 小児の急変の8割は予知できる
②対応（評価・技術・RRS）
③呼吸＞循環 ⇒ 小児は心臓より呼吸の問題が多い
④疾患名でなく病態で考える
⑤重症度と緊急度で考える
＊急変とは，患者の状態だけでなく医療従事者の行動・心理が変わること

本書では，以上の5つを keywords としています．頭の片隅において読んでいただければと思います．

急変の keywords ① "8割の予知"

●早く知り，適切に対応すること（図1）

急変に正しく対応することは重要ですが，その前に急変しないように努力するほうがむしろ大切です．急変対応というと，ICUや病棟の重症な子どもが変化したときに一生懸命対応することを頭に浮かべますが，実はもっと早い段階，一般病棟や外来で少し変だなと感じたときの介入こそが大切で，これにより重症となることなく状態が改善できます．

図1の左側が非常に軽視されていて，図1の右側ばかりが注目されます．いかに早い時点（軽症のうちに）で対応できることのほうがより重要といえます．

心肺蘇生の救命の連鎖の一番はじめは，「予防」ですよね．大人であっても子どもであっても病棟に入院している人であっても，急変をなるべく早く察知して，それが大きな事態に変わらないように対策をしてあげることが非常に大切なことでしょうし，ベテランの医療従事者になるというのは "早く知り，適切に対応すること" が

4　Part1　Keywords でバッチリおさえる「小児の急変のキホン」！

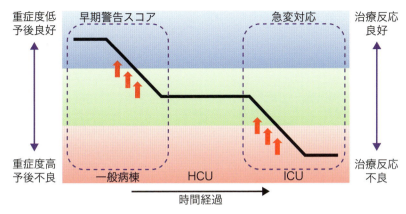

図1 急変には早く適切に対応する
(梶原多恵:小児病棟での急変予測と急変対応.小児看護 37(6):668-676, 2014 より一部改変)

できるようになることです.

●8割以上が急変の前兆を24時間以内に認める

2000年の米国小児科学会の学会誌[3]に「85％の小児患者は,急変の前兆が24時間以内にあり,数時間前に前兆がないという人は本当に少なかった」と報告されました.すなわち,8割以上の小児は24時間くらい前から何らかの急変のサインを出しているのです.

しかし,小児の急変の多くは,本当に悪くならないと気づきません.そして「子どもは難しいから,急変するから」と言い訳をさがしがちです.実際は,前兆があるのに,気づかないから急変してしまうのです.

小児は大人と同じように急な変化をする前兆をもっていたけれども,大人以上に気づきにくいというのが小児の急変の特徴なのです.

●小児早期警告スコア

急変を早く予知するために"**小児早期警告スコア(表1)**"というものがあります[4].

このスコアは,外観・呼吸・循環という指標の中で0~3ポイントで点数化し,合計4点以上あるか,各項目の中で最大値3点を満たしているときには要注意のサインで,急変する可能性が極めて高いという一つの指標です.

小児の二次救命処置(Pediatric Advanced Life Support:PALS)でも,まず小児の第一印象で外観・呼吸・循環をパッとみて重症度

表1 小児早期警告スコア

	0点	1点	2点	3点
外観	遊んでいる 適切な行動	寝ている	不機嫌	疼痛刺激に乏しい 混乱している
呼吸	正常	正常より10回多い呼吸数 呼吸補助筋の使用 酸素投与（4L/min F_IO_2 0.3）	正常より20回多い呼吸数 呼吸補助筋の使用 酸素投与（6L/min F_IO_2 0.4）	正常より5回少ない呼吸数 陥没呼吸，呻吟 酸素投与（8L/min F_IO_2 0.5）
循環	血色良好 CRT 1～2秒	蒼白 CRT 3秒	灰色 CRT 4秒 頻脈：正常上限より 20回/分多い	灰色 網状チアノーゼ CRT 5秒 頻脈：正常上限より 30回/分多い

総合4点以上，あるいは各項目3点のとき，早期警戒サインあり

（Monaghan A：Detecting and managing deterioration in children. Paediatr Nurs 17（1）：32-35, 2005 より一部改変）

を評価することを学ばれたことと思います．小児早期警告スコアは
それに点数をつけたものです．点数そのものよりも，全身状態を大
まかにつかむことが重要です．

では，症例にあてはめて考えていきましょう．

> 3歳の女の子が不機嫌で，呼吸が早く必要とする酸素濃度が
> 30％から50％に増えていますが，血圧は正常で末梢循環も良
> 好です．

ではこの子の急変するリスクを考えていきましょう．外観は不機
嫌なので2点です．呼吸は早く，酸素濃度40％あたりなので2点で，
合計4点です．よってこの子は悪くなりやすいリスクをもっている
と考えます．

> 8歳の男の子がベッドに横たわって呼吸が早く，心拍数が増え
> て末梢循環には冷感あります．

では，この症例はどうでしょうか．外観・呼吸・循環のうちの2
つの要素，スコアで4点以上満たしているということになります．

点数をつけると皆さんは点数にばかり気をとられますが，重要な
ことは点数そのものの変化です．

例えば，産まれた赤ちゃんにアプガールスコア（Apgar score）
をつけますよね．アプガールスコアは10点満点です．多くの助産

師は元気のよい児に 10 点満点をつけることでしょう．しかし，新生児科医である筆者は末梢チアノーゼを考え，9 点しかつけないかもしれません．10 点なのか，9 点なのか，個人差はあっていいのですが，重要なことは 1〜5 分の間で点数がどのように変化するかです．

アプガールスコア 8 点の児が 9 点，8 点の児が 10 点になろうとあまり差はありません．でも，8 点の児が急に 3 点になったら，これは悪くなっているというサインです．

スコアでつける数字は一つの目安であって，それがどう変化していくかというところに意味があります．

急変はワンポイントのみで評価せず，変化を感じて，全身をみることが大切です．

コラム ## 1 か月健診でよく聞かれる数字の話

ここで数字の話をしましょう．例えば，1 か月健診でよく「赤ちゃんはいつから外出したらいいですか」と聞かれます．冷静に考えるとすごくナンセンスな質問です．なぜならば，産婦人科を退院するときに外に出ていますし，1 か月健診のときも外に出て連れてきています．

でも，「1」という数字があると絶対的と思ってしまうのです．これは実際にあった話ですが，2 月に 1 か月健診をしたあるお母さんから「先生，外出はあと 3 日待ったほうがいいですか」と聞かれたのです．はじめは何のことかよくわからなかったのですが，「いや，2 月は 28 日しかないから，31 日まであと 3 日経ったほうがいいか，もうちょっと待ってから外に出たほうがいいですよね」というのです．

でも，それはお母さんが悪いわけではありません．それだけ，数字というのは一見，説得力があるように思ってしまうのです．1 か月間外に出るのは避けましょうという数字が出てきた根拠は，「出産後，お母さんの体調が整うまで 1 か月くらいは無理しないでください」という意味の「1」と，もう一つは「育児に慣れてから行動範囲を広げましょうね，それには 1 か月くらい家でじっくりと育児に慣れましょう」という程度の意味の「1」だと思うのです．別に，28 日なのか，31 日なのかに意味はありません．でも数字で「1 か月」と聞くとすごく絶対的に思ってしまうものなのです．数字はこわいものですね．

2 小児の急変の 5 つの keywords

急変の keywords ② "対応（評価・技能・RRS）"

　keywords の一つである対応について話をします．対応には下記の 3 つがあります．

> ●**身体的評価**
> 　患者の病態変化を的確に把握する能力
> ●**蘇生・対応手技**
> 　BLS：一次救命処置
> 　PALS：小児二次救命処置
> ●**RRS（Rapid Response System）**
> 　院内救急対応システム
> 　コミュニケーション

　身体的評価については後述しますので，蘇生・対応手技からみていきましょう．

●蘇生・対応手技

　蘇生の対応としては，一次救命処置（Basic Life Support：BLS）とか小児二次救命処置（Pediatric Advanced Life Support：PALS）などがあります（**図2**）．

　BLS は，トレーニングを受けた一般の方でもできる胸骨圧迫，人工呼吸を中心とする蘇生です．医療機関で行う高度蘇生として，大人であれば二次救命処置（Advanced Cardiovascular Life Support：ACLS），小児であれば PALS，新生児であれば新生児蘇生（Neonatal Cardiopulmonary Resuscitation：NCPR）があります．

　ACLS の「C」とは何かというと「Cardiovascular（心血管系）」です．でも，PALS には「C」が入っていないですよね．これには意味があります．小児のほとんどの CPA の原因は，不整脈や心停止などの心臓の原因よりも呼吸の原因を中心に起こることが多いために，名称内に C を入れていないのです．

　BLS，PALS を通じて，日ごろより小児の蘇生手技を確実なものとしておきましょう．

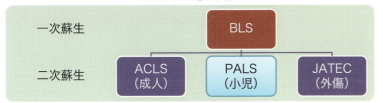

図2　小児への蘇生対応

● RRS（Rapid Response System）

　次は院内救急対応システム（Rapid Response System：RRS）についてです．

　筆者は今までいくつかの病院で勤務してきましたが，聖路加国際病院で仕事をはじめて感動したことは，ドクターコールがかかると，多くの医師が診療業務を中断して，あらゆる階から急変の場に30〜50人くらい集まります．救急部のスタッフのみならず病院組織全体で急変に対応する姿は誇らしいものです．

急変の keywords ③小児は "呼吸＞循環"

　小児の急変は「呼吸」による原因が非常に多いといわれています．最近では学童の不整脈などの「循環」による急変も多いとの報告もありますが，やはり，小児の急変では「呼吸」が最も重視されます．特に低年齢ならばなおさらです．

コラム　外国人は NICU を何と読むのか

　皆さん BLS は「ビー・エル・エス」といいますよね．ACLS（エー・シー・エル・エス）のことを英語では「アクルス」といいます．英語圏では，アルファベット3つはそのまま読み，4つ字以上になると略して読むというのが基本的なルールです．

　例えば，WHO は「ダブリュー・エイチ・オー」で，「フー」とはいいません．ICU も「アイ・シー・ユー」です．でも，UNESCO に関しては「ユネスコ」と短縮させます．

　NICU は，「エヌ・アイ・シー・ユー」ではなく「ニキュー」と略していいます．でも日本の新生児医療は「二級」でなく「超一流」です（笑）．

急変の keywords ④ "疾患名でなく病態で考える"

　病態か，疾患かという話をしていきます（図3）．

　救急の分野では病名（疾患名）ではなく病態で行動するのが原則です．成人では病気が3つ4つと絡んでいることが意外と多くて（多元的），一つの原因に絞ることができないので，成人の救急の医師や看護師は疾患名でなく病態でうまく対応しています．

　一方，小児の場合は病気の原因は一つであることが多いので病態でなく疾患名で考えがちです．糖尿病と肺炎を同時にもっている人はあまりいません．肺炎は肺炎，脳炎は脳炎，単発でもっていることが多い（一元的）ので，比較的急変するときには疾患名の特定を意識したからです．

　よくあるパターンで考えてみましょう．けいれんの子どもが来院されました．まず行うことは，抗けいれん薬の投与をするのではなく，呼吸・循環を保つことです．酸素を投与したり，姿勢を整えたりすることが重要で，抗けいれん薬を投与するのは呼吸や循環管理ではなく，まずすべきことではありません．まず抗けいれん薬を投与することを優先しがちなのは，疾患名を決めてから対応を考えるからです．重要なことはけいれんであるかどうかでなく，まず呼吸・循環が保たれているかどうかを考えなければいけません．

　別の例をあげましょう．細菌性髄膜炎の子どもが来ました．細菌性髄膜炎は，予防接種の普及で最近は少なくなりましたが，死亡するあるいは重症の合併症を起こす疾患の一つといわれています．

　慣れない小児科医は，感染症の診断からまず抗生剤を何にするかで悩みます．一方，小児の救急医は，感染症であってもまず呼吸・循環を保つことから考えます．急変対応にうまくなるというのは，

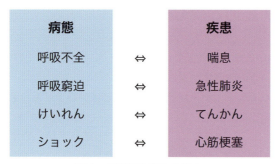

図3　急変は病態か疾患か

疾患名をすぐみつけることではなくて，呼吸・循環などの全身状態の安定に対して，まずすべきことを考えることです．

肺炎の人にもまず抗生剤ではなく，呼吸・循環が保たれるように酸素を投与したり，脱水を起こしていたら輸液をしたりすることを疎かにしてはいけません．

比較的疾患名で対応を考えるほうが一見簡単かもしれません．「肺炎はこういう看護ですよ」「脳炎だったらこういう看護ですよ」と決まっているからです．

ただ，重症になればなるほど疾患名が簡単にはわからず，迅速に対応できないことがあります．疾患よりA（気道開通），B（呼吸），C（循環），D（神経），E（外表）のどの病態が悪いのか考えるほうが複雑な疾患名を考えるより単純なことかもしれませんし，看護診断では最も重要なことです．

急変の keywords ⑤ "緊急度と重症度で考える"

ベテランの医療従事者は，急変のときの **"緊急度"** と **"重症度"** を分けて考えています（**図4**）．慣れない医療従事者ほど急変の際に緊急度と重症度を一緒に考えてしまって混乱していることが多いようです．

例えば，心肺停止の児は，重症度も緊急度も非常に高い状態です．緊急度とはいち早く対応しないといけない状態のことで，1分1秒を争います．重症度とは，治りの回復が非常に悪いという意味です．

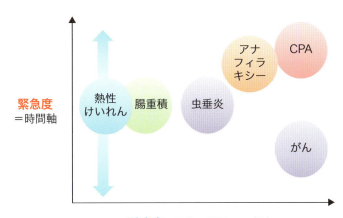

図4　急変は緊急度と重症度で考える

小児がんの多くの場合は，重症度はすごく高いけれども，必ずしも1分1秒の対応が求められるわけではありません．緊急度は低く重症度はすごく高い疾患です．

　熱性けいれんの重症度は極めて低いですよね．数分でけいれんは止まることが多く，予後も良いから重症度は低いといえます．しかし，けいれんが起こっている最中は酸素を投与したりしなければいけなかったり，誤嚥予防も必要で緊急度は高いといえます．

　重症度が高く緊急度が低い児に対しては，時間をかけて，その児に合った治療をじっくり考えて選択していく余裕があります．一方，心肺停止であれば重症度も緊急度も高く，熱性けいれんであれば重症度は低いけれど緊急度は高いのです．重症度によらず緊急度が高いときは，常に急ぐ対応が求められます．必ずしも緊急度と重症度が常に同じとは限らないということを頭の片隅においてください．

小児の急変をわかりづらくしているもの

　なぜ小児の急変の8割が24時間くらい前からわかるとされているにもかかわらず，私たちは見逃しがちなのでしょうか．

> ●**急変が察知にしくい**
>   ギリギリまで頑張ることができる小児
> ●**病態と疾患の混乱**
>   小児の病気は多くは一元説
>   高齢者は心臓・肝臓・膠原病と合併症が多彩
>   小児は肺炎のみ，けいれんのみ…
> ●**緊急度と重症度の混乱**
>   処置を急ぐことと病気が重いことは違う

　一つは，急変が察知しにくいということです．小児は生理学的にも解剖学的にも大人と異なります．「小児は大人のミニチュア」ではありません．

　また，小児は，複数の病気で急変することよりも一つの病気（一元説）のことが多いです．例えば心臓病をもっていても，ほかの臓器は元気で余力があるため，本当に心臓が頑張って，頑張ってダウンした瞬間に一気に急変が起きます．シンプルすぎて最後の最後ま

で急変に気づきにくいです．成人の場合は，二元説，三元説，多元説と病気をたくさんもっています．だから，一つバランスが崩れると一気にバランスが崩れるので疾患名はわからなくても急変については，ある意味察知しやすいのかもしれません．

臨床現場では病態と疾患が非常に混乱しがちです．特に小児の患者で原因が2つ3つあるときには，本当に診断困難なこともあります．診断できないだけでなく診断に時間を要するあまり急変対応までできなくなってしまうことがあります．

疾患名がわからなくても病態がわかるだけで対応はできます．呼吸不全だったら，肺炎だろうが何だろうが原因はともかくとしてマスク換気をすればいいのです．小児では比較的一元説が多いために病態と疾患がイコールだと思っている人が多く，そこが誤解を生む原因です．緊急度と重症度の区別とともに理解しておきましょう．

文 献

1) 石松伸一：プラクティカル看護セミナーテキスト
2) 梶原多恵：小児病棟での急変予測と急変対応．小児看護 37（6）：668-676，2014
3) Akre M, Finkelstein M, Erickson M, et al：Sensitivity of the pediatric early warning score to identify patient deterioration. Pediatrics 125（4）：e763-e769, 2000
4) Monaghan A：Detecting and managing deterioration in children. Paediatr Nurs 17（1）：32-35, 2005

（島袋林秀）

Part 2

小児の急変の特徴を理解しよう！

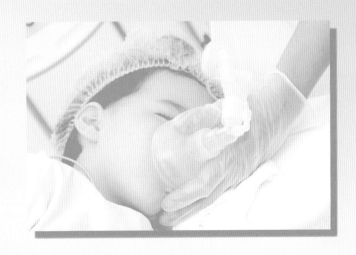

1 小児と成人の相違点

　一般市中病院の入院患者の多くは，急性感染症や川崎病などであり，大部分の子どもたちが元気に退院しています．しかし，なかには適切な時期に適切な介入をしないと不幸な転帰をたどる子どもたちがいるのも事実です．したがって，状態の悪化（悪化しつつある）している患児を見逃してはいけません．

　小児と成人では，以下の3つが違います．

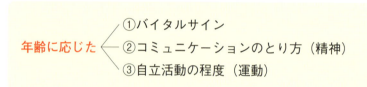

年齢に応じた ─┬─ ①バイタルサイン
　　　　　　　├─ ②コミュニケーションのとり方（精神）
　　　　　　　└─ ③自立活動の程度（運動）

　この時点で大人を診察する医師は，子どもが何を考えているかわからない，どんな症状があるかがわからない，バイタルサインがとれないことで，苦手意識が働くのだと思います．特にこうした表（表1）をみせられた時点で，拒否反応を起こす医師はたくさんいます．

　表1は国立成育医療研究センターの小児のバイタルサイン基準（呼吸数）です．赤線の右側の80回/min以上は誰がどうみても具

表1　国立成育医療研究センターの小児バイタルサイン基準（呼吸数）

	I 蘇生 >−2SD	II 緊急 −1〜−2SD	III 準緊急 <−1SD	IV 非緊急 正常	V 準緊急 <＋1SD	VI 緊急 ＋1〜＋2SD	VII 蘇生 >＋2SD
0〜3か月	<10	10〜20	20〜30	30〜60	60〜70	70〜80	>80
3〜6か月	<10	10〜20	20〜30	30〜60	60〜70	70〜80	>80
6〜12か月	<10	10〜17	17〜25	25〜45	45〜55	55〜60	>60
1〜3歳	<10	10〜15	15〜20	20〜30	30〜35	35〜40	>40
6歳	<8	8〜12	12〜16	16〜24	24〜28	28〜32	>32
10歳以上	<8	8〜12	10〜14	14〜20	20〜24	24〜26	>26

（国立成育医療研究センター：小児バイタルサイン基準より引用）

表2　コミュニケーションと運動の関係

	運動 特に自立運動	精神 特に意思疎通
新生児	×	×
乳　児	×〜△	×〜△
幼　児	○	○ （自己決定×〜△）
学　童	◎	○ （自己決定△）
思春期	◎	◎ （自己決定○）
青年期	◎	◎ （自己決定◎）

合が悪いのはわかりますが，70回/minとの境目はどうかということです．Part1でも説明したように，数字は絶対値ではなく，変化が大事です．呼吸数50回/minの子どもが80回/minになる，20回/minの子どもが50回/minになることは状態悪化の徴候になります．表の赤い囲みの中は「だいたい，このくらいの中におさまっていればいいかな」という目安程度に考え経時的な推移に注意を払うことが重要です．

　運動に関しては，赤ちゃんはそもそも動きませんが，徐々に自立活動が可能となり，学童になるとほとんどのことが自立してできるようになります（表2）．

　コミュニケーションについては，「小児の患者さんにも痛いことをするときには，きちんとお話ししながらやりましょう」「どんな治療をするのか説明しながらやりましょう」ということは，当院の看護師も特に力を入れていますが，年齢によっては話をしてもなかなかわからない場合もあります．また，急変のときに何をするかわからないまま突然いろいろ処置をされたりすることは，患児自身が心配だと思いますので，年齢に応じて少しお話ししてあげて不安を取り除いてあげることで円滑に処置が進むこともあります．鎮静薬を使用しなくても，このように年齢に応じて子どもがどこまで「理解できるのか」「動くことができるのか」に留意しながら診療を行うことも小児科の特徴です．

1　小児と成人の相違点　　17

小児の状態悪化のリスク因子

　小児の場合，年齢が若年であるほど予備力が小さいので，症状が悪化しやすいことは容易に想像がつきますが，状態悪化のリスク因子は図1に示したように，いろいろな要因が複雑にかかわってきます．したがって，年齢によって対応を変える必要があるのが小児科だということをよく覚えておいてください．逆にいうと，そこがわれわれ小児科や新生児科の医師や，小児科に携わっている看護師のアイデンティティになるのではないでしょうか．

●急変の定義

　急変の定義はPart1で説明したとおりですが，小児の場合は，急激に悪くなることが多いので，急変させないことが大事です．

●小児の心停止の要因は呼吸原性

　小児と成人の心停止の主な要因を下記にあげました．

- ●成人
    - 心原性
- ●小児
    - **呼吸原性**
    - ・疾患そのもの
    - ・薬剤投与（鎮静）
    - ・分泌物・嘔吐による気道閉塞（年齢，薬剤，姿勢，疾患など）

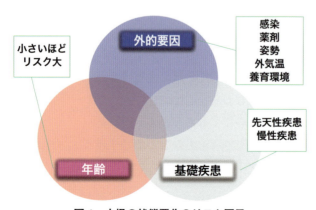

図1　小児の状態悪化のリスク因子

表3　小児の呼吸不全と心停止の生存率

生存率	
呼吸不全	80%
心停止	10%

●小児の重症例は呼吸不全が多い
●小児は呼吸不全から心停止に移行しやすい

　小児の心停止の要因は呼吸原性が多く，原因は病気そのもののこともあれば，薬剤の使用に伴う鎮静，嘔吐や吐物に伴う気道閉塞などがあります．MRIを撮るために鎮静かける，腰椎穿刺するために鎮静をかけることは小児科で特に多いと思います．その他には，当然，予期せぬことで亡くなることもあります．

小児の呼吸不全と心停止の生存率

　呼吸が悪い状況（呼吸不全）で介入してあげれば8割は助かります．しかし，呼吸が悪くなって，心停止しまうと1割しか助かりません．呼吸が悪いことを早くみつけて，きちんと酸素化と換気を維持してあげれば心停止には至らないのです．心停止の原因のほとんどが呼吸原性の小児に関しては，呼吸の悪化をいかに早くみつけて介入するかが重要です（**表3**）．

心停止前の臨床症状の変化

　Part1で8割以上が急変の前兆を24時間以内に認めることから，急変をなるべく早く察知して，それが本当に急変という大きな事態に変わらないように対策することが非常に大切だと述べました．

●成人患者の70%（45/64例）が心停止以前の8時間以内に呼吸器症状の増悪所見を示していた．(Schein RM, et al：Clinical antecedents to in-hospital cardiopulmonary arrest. Chest 98：1388-1392, 1990)

●成人患者の66%（99/150例）が心停止以前の6時間以内に異常症状や徴候の所見のカルテ記載があるが，看護師は25%（25/99例）の患者を医師へ報告していなかった．
(Franklin C, et al：Developing strategies to prevent inhospital cardiac arrest：analyzing responses of physicians and nurses in the hours before the event. Crtit Care Med 22（2）：244-247, 1994)

「急変」が突然に起こることは少ない！
⇒ 患者の予兆を見逃さない

そうはいっても，外来は患者さんがたくさん来ますし，トリアージナースの人数も足らないこともあるでしょう．何より，医師を呼んでも，すぐに来てくれないかもしれません．そういう場合は，看護師が，医師の指示の範囲内でできることを行わなければいけません．

急変の早期覚知

●小児早期警告スコア（表4）

　Part1でお話しした小児早期警告スコア（Pediatric Early Warning Scores：PEWS）は，北九州市立八幡小児救急医療センターのYahata-Modified B-PEWSがあります．有用性が示されつつありますが，まだ改善すべき点も多く，今後の研究に期待するところです．

表4　小児早期警告スコア

	1	2	3
A	外観	体温	意識状態
R	呼吸数	SpO_2 or 酸素投与	努力呼吸（陥没呼吸，喘鳴，I：E比）
C	心拍数	脈拍触知	CRT or 皮膚色

必須評価項目：9項目
A 1-3，R 1-3，C 1-3 各々0-9点で採点．例）A4，R6，C2：12点
PEWS≧6：急変警告患者，≧9：医師コール，≧12：RRT始動
＊現在進行形で改訂中

2 バイタルサイン：呼吸数

●呼吸数の測定方法（図2）

　呼吸数の測り方はたくさんありますが，小児のバイタルサインの中で一番測定されないのは呼吸数です．「泣いているから測れませんでした」「お母さんが抱っこしているから測れませんでした」などで，呼吸数の測定は省略されることが多いですが，子どもの呼吸数は，多くの情報を教えてくれる指標です．

　測り方は30秒測って2倍するのが一般的です．なぜかというと，乳児早期は周期性呼吸といって，呼吸がいつも一定のリズムではありません．もともと生理的に早くなったり遅くなったりするので，10秒程度の短い間隔で測って6倍すると，呼吸数が実際と異なる場合があります．ですから，可能なら長く測定することが理想です．施設によっては，5呼吸するのに何秒かかるか測定して，その倍数で測定しています．5呼吸するのに10秒かかったら，呼吸数でだいたい30回になります．

●30秒間の呼吸数を測定して2倍する方法が一般的
●5 breath-10beats 法*を使用すると短時間での測定が可能
●スマートフォンアプリも利用可能

RR (/min)	Sec/5b
60	5.0
50	6.0
40	7.5
30	10.0
20	15.0
10	30.0

＊5 breath-10beats 法
①5回の呼吸に何秒かかるか？
②かかった秒数を1分間あたりに計算
　例）5回の呼吸で12秒 ⇒ 5×60/12＝25回/min

（神薗淳司：NO.1 小児の心拍数・呼吸数の迅速測定法．エマージェンシー・ケア 26（11）：1060-1066, 2013 より引用）

図2　呼吸数の測定方法

●家政婦はみた作戦（小児で"呼吸"をみるときの極意）

- ●最低 20 秒，可能なら 60 秒測定する
- ●近づかず，そっと遠くからみる
- ●努力呼吸の有無をみる
- ●母の抱っこでみる（できれば上の服を脱がせて）

> ＊注意点
> 回数が計測できない程の浅い呼吸
> 顔色不良
> 著明な呼吸努力など
> ⇒ ぐったりしていればすぐ医師へ

　看護師が近くに寄ったりすると，子どもは泣きます．お母さんが抱っこしているのが一番落ち着いているので，なるべく近寄らないようにします．呼吸数は肩をみていればわかりますので，遠くからでも測ることもできます．

●呼吸数の基準値

　呼吸数には，明確な基準はありません．海外の報告と日本の報告も異なりますし，病院によっては簡略化しています．泣いたり，熱が出たりするだけでも呼吸数は変りますので，おおよそ**表5**の赤枠の中に入っていれば，ひとまずよいだろうと考えます．

表5　小児のバイタルサイン基準（呼吸数）

	Ⅰ 蘇生	Ⅱ 緊急	Ⅲ 準緊急	Ⅳ 非緊急	Ⅴ 準緊急	Ⅵ 緊急	Ⅶ 蘇生
	＞−2SD	−1〜 −2SD	＜−1SD	正常	＜＋1SD	＋1〜 ＋2SD	＞＋2SD
0〜3か月	＜10	10〜20	20〜30	30〜60	60〜70	70〜80	＞80
3〜6か月	＜10	10〜20	20〜30	30〜60	60〜70	70〜80	＞80
6〜12か月	＜10	10〜17	17〜25	25〜45	45〜55	55〜60	＞60
1〜3歳	＜10	10〜15	15〜20	20〜30	30〜35	35〜40	＞40
6歳	＜8	8〜12	12〜16	16〜24	24〜28	28〜32	＞32
10歳以上	＜8	8〜12	10〜14	14〜20	20〜24	24〜26	＞26

（国立成育医療研究センター：小児バイタルサイン基準より引用）

2SDになってしまう蘇生レベルは，おそらく誰がみても明らかに状態が悪いと思いますので，呼吸数がいくつかということは，あまり気にしなくてもいいかもしれません．

しかし，6歳の子が30回/min以上呼吸している状態（2秒に1回の呼吸）は，正常とはいえません．だから，そうなる前の「ちょっとこの子，微妙かもしれないな」ということに気づけるように，バイタルサインを測ってもらえればよいと思います．

また，眠っているときと起きているときで呼吸数は異なります．いつ，どんなときに測っているかによって数値が変わってしまうのが子ども呼吸数の特徴ですので，数値は絶対値ではなく経時的な変化や，測定時の状況で捉えることが大事です．

参考までに別な呼吸数の正常上限を示します（**表6**）．

表6　呼吸数異常の閾値

年　齢	呼吸数（回/分）
0〜1か月	60
1か月〜1歳	50
2〜5歳	30
6〜12歳	24
13〜18歳	20

（Nakagawa S, et al：Respiratory rate criteria for pediatric systematic inflammatory response syndrome. Pediatr Crit Care Med 15：182，2014 より引用）

3 バイタルサイン：脈拍数・心拍数

●脈拍数

次は脈拍数です．脈拍数も呼吸数と同様で，泣いていたりすると測りにくいし，きちんとモニターをつけてもきちんと測れない場合もあります．

測定法には，10回の脈拍数に何秒かかったかというのを倍にして計算するものや，直接，自分の手で触れながら測るという方法もあります（図3）．

脈拍を測る場所は，乳児は上腕動脈となっていますが，乳児の首は短くて柔らかいので，頸動脈で測定した場合に，気道を圧迫してしまう可能性があるからです．

●心拍数（表7）

心拍数も同じです．泣いていたら200回/minを超えてしまう乳児がいますが，大人の感覚からすれば，200回/minを超えたら心房細動などの頻脈性不整脈ですので慌てるのは当たり前です．でも

●脈拍触診部位 ⇒ 中枢：頸動脈，<u>乳児は上腕</u>，末梢：橈骨動脈
＊新生児，乳幼児では，首が短くて太く，頸動脈触知位置をみつけられない．頸動脈を触知するときに気道を圧迫する恐れがあるため避ける．
●新生児，乳児，心疾患時は心音で測定
●本来は1分間の測定（15秒間測定値 ×4 または 30秒間測定値 ×2 で算出でも可）

HR（min）	Sec/10b
200	3.0
150	4.0
120	5.0
100	6.0
75	8.0
60	10.0

5 breath-10beats 法
5 breath-10beats 法を使用すると
短時間での測定が可能
①10回の心拍に何秒かかるか？
②かかった秒数を1分間あたりに計算
例）10回の心拍で5秒 ⇒ $10×60/5＝120$ 回/min

（神薗淳司：NO.1 小児の心拍数・呼吸数の迅速測定法．エマージェンシー・ケア 26（11）：1060-1066，2013 より引用）

図3　脈拍・心拍数の正しい測定方法

表7　小児のバイタルサイン基準（心拍数）

	I 蘇生	II 緊急	III 準緊急	IV 非緊急	V 準緊急	VI 緊急	VII 蘇生
	＞−2SD	−1～ −2SD	＜−1SD	正常	＜＋1SD	＋1～ ＋2SD	＞＋2SD
0～3か月	＜40	40～65	65～90	90～180	180～205	205～230	＞230
3～6か月	＜40	40～63	63～80	80～160	160～180	180～210	＞210
6～12か月	＜40	40～60	60～80	80～140	140～160	160～180	＞180
1～3歳	＜40	40～58	58～75	75～130	135～145	145～165	＞165
6歳	＜40	40～55	55～70	70～110	110～125	125～140	＞140
10歳以上	＜30	30～45	45～60	60～90	90～105	105～120	＞120

（国立成育医療研究センター：小児バイタルサイン基準より引用）

皆さんの中で「赤ちゃんが泣いていたら，結構200回/minを超える」
という経験もあると思います．だから絶対値で論ずるのではなく，
測定した状況や経時的変化が重要です．

4 バイタルサイン：血圧

次は血圧です．子どもの血圧は測定困難な場面も多く，泣いてしまったり，マンシェットが巻かれて痛くて，なかなか測れなかったりすることが多いです．

●血圧の正しい測定方法

血圧は，カフの幅や長さが違ったりすると，それだけで数値が変わってしまいますので，適切なマンシェットで測らないと，あまり意味がありません．図4はおおよその目安と考えてください．

高血圧を伴う場合の多くは，技術的な問題が多いように思います（マンシェットが小さい，啼泣したままの測定など）．ただし，随伴症状を伴う症候性の高血圧は緊急で介入を要することもあり，血圧測定時には臨床所見も重要です．おおよその目安として，一番有名な式は70＋（2×年齢）です．

ただ一つ，間違えてはいけないのは，病気の種類によっては，血圧のベースが違うことです．蘇生後脳症や脳性まひで寝たきりの子どもと基礎疾患のない子どもを同じ血圧にあてはめると，多くの子は血圧低下の部類に入ってしまいます．あくまでもこの目安は基礎疾患がない子どもということを覚えておいてください．

- ●できるだけ落ち着かせ5分以上安静
- ●基本は坐位，乳児は臥位でも可，原則右腕
- ●肘窩が心臓の高さになるように拳上
- ●カフ幅：上腕周囲長の40%↑
  - 長さ：上腕周囲長の80%↑

カフ参考値
乳児 幅6cm 長さ12cm
小児 幅9cm 長さ18cm

＊収縮期血圧低下の定義：平常血圧の70%未満または下記

基礎疾患のない小児において	
～1か月	<60 mmHg
1か月～10か月	<70 mmHg
1～10歳	<70 mmHg＋（2×年齢）
10歳～成人	<90 mmHg

図4　血圧の正しい測定方法
（循環器病の診断と治療に関するガイドライン（2010-2011年度合同研究班報告）：小児期心疾患における薬物療法ガイドライン．2012．日本高血圧学会：高血圧治療ガイドライン2014より引用）

5 バイタルサイン：意識

●意識の初期評価：AVPU 評価

小児の意識の評価は難しく，熟練を要します．簡便で短時間で「大まか」な意識状態を評価できる AVPU があります（図5）．痛み刺激にしか反応がない「P」以下では重要な意識障害と判断します．

●乳児用 Japan Coma Scale（JCS）

子ども用の JCS（表8）もあります．何となく普段の元気な子どもたちの様子と，ちょっと具合が悪い子どもたちの様子を照らし合わせて，「ああ，こういうときは JCS Ⅱ-20 だな」とか「こういうときは JCS Ⅰ-3 だな」と，医師に確認しながら評価を確認していけばよいでしょう．

一番わかりやすいのはけいれん後です．熱性けいれん後の意識の評価は迷うと思います．けいれんで意識が悪いのか，それともジアゼパムのせいで眠いのかです．そもそもけいれんの後は皆眠たくなるので，そのせいで眠いのかわかりません．その場合は，医師がどう思っているか，「先生だったら，この子は JCS でいくつをつけますか」などと聞いて，自分の中の正確性をどんどん高めていくのがよいでしょう．

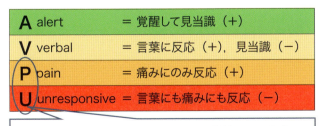

図5　AVPU 評価

●Glasgow Coma Scale（乳幼児改訂版）

　GCS も同じように子ども用がありますので，参考として掲載します（**表9**）.

表8　乳児用 Japan Coma Scale（JCS）

Ⅲ	刺激しても覚醒しない状態
300	痛み刺激に反応しない
200	痛み刺激で少し手足を動かしたり，顔をしかめたりする
100	痛み刺激に対し，払いのけるような動作をする
Ⅱ	刺激すると覚醒する状態
30	呼びかけを繰り返すとかろうじて開眼する
20	呼びかけると開眼して目を向ける
10	飲み物をみせると飲もうとする，乳首をみせれば欲しがって吸う
Ⅰ	刺激しないでも覚醒している状態
3	母親と目線が合わない
2	あやしても笑わないが視線は合う
1	あやすと笑う，ただし不十分で声を出して笑わない

表9　Glasgow Coma Scale（乳幼児改訂版）

E：Eye（開眼機能）		M：Motor（最良運動反応）	
4	自発的に or 普通の呼びかけで開眼	6	命令に従って四肢を動かす
3	強く呼びかけると開眼	5	痛み刺激で手を払いのける
2	痛み刺激で開眼	4	痛み刺激で逃避行動あり
1	痛み刺激でも開眼しない	3	痛み刺激で屈曲位（除皮質姿勢）
V：Verbal（最良言語反応）		2	痛み刺激で伸展位（除脳姿勢）
5	機嫌よく喃語を話す	1	痛み刺激で動きなし
4	不機嫌　bad mood		
3	痛み刺激で啼泣　crying		
2	痛み刺激でうめき声　voice		
1	声を出さない		

中枢神経障害は GCS＜11 点 or GCS：3 点以上の急激な意識障害の進行

6 バイタルサイン：体温

　体温で大事なことは，測る場所によって数値が異なることです．直腸で測ったり，腋窩で測ったり，頸部で測ったりすると，それが本当に正しい体温かがわかりません．同じ患者さんであれば「この子はここで測ろう」と決めたほうがよいでしょう．また，測る時間によっても，高く出すぎてしまう場合，低く出すぎてしまう場合があります．

●体温測定部位とその特徴（表10）

　よく測るのは腋窩と鼓膜と直腸です．鼓膜は救急外来などで，すぐに体温を知りたいときによく使います．腋窩はベーシックな測定部位です．直腸温は，低体温の場合などに測ることがありますが，それは信頼性が高いからです．体温測定には状況に応じた使い分けが重要で，規定範囲外の数値がみられた場合には，測定方法の特性を振り返ってみてください．

表10　体温測定部位とその特徴

	部位	測定方法	長所	短所	対象年齢	正確性	時間	応用
非侵襲的方法	腋窩	体温上場カーブ予測	簡便	偽陽性多い，クーリングで影響	全年齢	△〜×	数十秒（実測10分）	◎スクリーニング
	鼓膜	赤外線計	簡便で迅速	向き・深さ・耳垢で誤差	≧2歳	△〜×	1秒	◎スクリーニング
	口腔（舌下）	体温上場カーブ予測	簡便かつ正確	従命不可能だと測定困難	≧5歳	△〜○	数十秒（実測5分）	○スクリーニング○二次評価
	前額部	赤外線計	簡便で迅速	汗・冷却シートで影響	○<5歳○<12歳	△	1秒	◎スクリーニング
侵襲的方法	直腸	さまざま	信頼性高い環境温に左右されない	二次感染・穿孔リスク（新生児）便の有無に影響	注<1か月	○	機器による	◎低体温症の評価◎二次評価△スクリーニング
	食道	プローベ	肺動脈に近く正確	鎮静患者限定プローベ位置影響		◎	常時モニタリング	◎ICU/手術中
	肺動脈	センサー付きカテーテル	最も正確	心外症例限定		◎	常時モニタリング	◎ICU/手術中
	膀胱	センサー付きカテーテル	尿カテ留置患者では管理は容易	ICU限定膀胱尿量に影響		△〜○	常時モニタリング	◎ICU/手術中
	鼻咽頭	プローベ		鼻咽頭外傷EBM少ない		○	常時モニタリング	○ICU/手術中

6　バイタルサイン：体温　29

7 急変対応の ABCD

●急変対応は, Airway（気道）, Breathing（呼吸）, Circulation（循環）, Dysfunction of CNS（神経）の早期発見, 早期対応に尽きる！

＊緊急の処置＝「ABC の安定化」
＊成人と違うのは ABC の予備力が小さい！ D の把握が難しいこと

　大人と子どもで何が違うかというと, まず子どもは ABCD の予備力がありません. 子どもは悪くなり始めると, 坂道を転げ落ちるように悪くなります. しかも年齢が低ければ低いほど, その傾向が強いです.
　また, 意識の評価が難しいです.「ここはどこですか」「何時ですか」「何月何日ですか」という質問に答えられない年齢の子どもを相手に意識がいいのか悪いのかをみていかなければいけないからです.

A：Airway（気道）・B：Breathing（呼吸）

　まず A（気道）と B（呼吸）です. 呼吸は唯一, 随意的に調整が可能です.「では, 今から 60 回で呼吸してください」といったら, 秒針をみながら 60 回でできますし「10 回の呼吸にしてください」といったら, 10 回にできます. しかし, 心拍を「あなたは今から 150 にしてください」とか, 血圧を「今から 120 にしてください」ということはできません. バイタルサインの中で唯一, 呼吸数だけは自分で変えられるので, 客観的な測り方が必要です.
　肺炎の子どもが, お母さんと離れていることで呼吸が速くなっているのか, 本当に肺炎そのもので呼吸が速いのか判別するのは, ちょっとコツが必要です. それは「測るよ」といって, 測らないとか, お母さんが抱っこしているときに測るなどです.
　観察すべきことは, きちんと呼吸をしているか（＝呼吸音の強弱）,

30　Part2　小児の急変の特徴を理解しよう！

胸の動きとお腹の動き（＝呼吸様式）を確認することです．そのときに陥没呼吸があるかをみます．

Aが開通しているか確認する簡便な方法は，泣くかどうかです．上気道が狭窄・閉塞していたら声が出せないので，声を出せるということはAが開通していることになります．逆にかすれ声，声が小さい子は危険です．

●気道

Aは「開通している」「開通の維持が可能」「開通の維持が不可」の段階があります（**図6**）．これはパッとみただけでわかります．「泣いているな．嗄声ないな．じゃあ，この子のAは大丈夫」となります．さらに，聴診を行うことで精度を上げることができます．

●呼吸窮迫と呼吸不全の定義（図7）

呼吸窮迫は，どうにか自分で呼吸ができます．なので，経皮的酸素飽和度（SpO_2）が下がっていることは絶対条件ではありません．98％で呼吸窮迫の状態という子どももいます．「SpO_2はいいから呼吸は大丈夫」という考えは絶対に捨ててください．SpO_2が維持さ

● 胸部または腹部の動きを確認 ⇒ 陥没呼吸の有無
● 頸部で聴診 ⇒ 吸気性喘鳴の有無
● 鼻や口から気流を確認 ⇒ 啼泣や発声の有無

開通している	気道は閉塞しておらず，正常な呼吸が可能
開通の維持が可能	体位，用手的な気道確保，吸引，エアウェイ挿入などの簡便な処置で気道開通が維持
開通の維持が不可	気管挿管，気管切開，持続陽圧がないと気道開通の維持が困難

図6　気道開通の確認法

呼吸窮迫 （Acute Respiratory Distress）	呼吸不全 （Acute Respiratory Failure）
呼吸努力と呼吸仕事量の増加を示す ⇒ 代償可能 SpO_2低下なし PCO_2上昇なし	酸素化，換気，その両者の障害をきたす ⇒ 代償不可 SpO_2低下あり （&PCO_2上昇あり）

図7　呼吸窮迫と呼吸不全の定義（重症度）

7　急変対応のABCD

れていても，それは坂道を転げ落ちる手前で頑張っている子どもの
サインかもしれませんので，呼吸窮迫の時点でみつけてあげること
が，われわれの使命です．

　呼吸不全になってしまうと，SpO_2 は下がるし，動脈血液ガスを
測定すれば PaO_2 も 60〜70 mmHg（Torr）になっていて，誰がみ
ても悪いことがわかります．

　人間がどうやって呼吸を調整するのかというと，まず体の中で血
中の二酸化炭素が高くなってくると，まず呼吸中枢で「息をしなさ
い」という指令が入ります．それでも維持できなくなったら，血中
の酸素が低下するので「もっと息をしなさい」という指令が入りま
す．

　呼吸を賦活化させる多呼吸になり，呼吸が苦しいという合図が子
どもから読みとれた場合には，低換気や低酸素になる何かがあるか
ら，指令を体が出していると思っていただければいいと思います．
呼吸窮迫の症状は生体の SOS なので，早く「酸素を投与してくだ
さい」「気道の開通を確認してください」という子どもの合図なの
です．

表11　呼吸障害の重症度による分類

評価	呼吸窮迫	呼吸不全
意識	意識清明・不機嫌 不安	意識混濁・傾眠 間欠的な興奮や暴力的体動
筋緊張	正常	正常か低下
体位	三脚位	三脚位
呼吸数	速い	正常または低下
呼吸努力	肋間陥没・鼻翼呼吸 頸部呼吸補助筋使用 シーソー呼吸	不十分な呼吸努力・胸の動き
聴診器なしで聴取される呼吸音	吸気喘鳴 呼気喘鳴 うがい様音	吸気喘鳴 呼気喘鳴 あえぎ様音 呻吟
皮膚色	ピンク or 蒼白 O_2 投与で消える中心性チアノーゼ	O_2 投与で消えない中心性チアノーゼ まだら紋様皮膚

●呼吸障害の重症度による分類

呼吸障害を外観から観察するとどのようになるかを示したのが**表11**です．三脚位は，子どもが，お母さんの膝に抱っこされながら，自分で太ももに手をついて「ハァー，ハァー」と息をしているような苦しそうな呼吸をしているときの姿位です．

中心性のチアノーゼは，口の周りなど末梢ではないところの色の悪さです．よく末梢循環障害で網状皮斑（リベドー）を，救急外来でみかけます．冬場などは特に多いです．これは温めるだけで改善すれば，あまり心配ありません．外気の冷たさに伴う末梢循環障害なので，大きな問題はありません．

表10の中で，聴診器を使わなければいけないものは少ないので，みた目の判断や耳で聴いて十分評価できます．血圧計もいらないし，特別な機器は何もいりません．

●陥没呼吸の重症度による分類

「陥没呼吸あり」と書くのは簡単ですが，どこにあると悪いかを知っておく必要があります（**表12**）．鎖骨上や胸骨上に陥没呼吸があるときは，「この子はちょっと具合が悪くなるかもしれない」という心構えができます．「陥没呼吸あり」とだけ書くのではなく，どこにあるかを書いてください．改善したときも「この子は3日前までは鎖骨上の陥没呼吸がありましたが，現在は酸素化の維持も可能で，鎖骨上の陥没呼吸は消失していて，肋間のみです」と書いてあったら「この子はよくなったのだな」と，ほかの人にも伝えることができます．

表12　陥没呼吸の重症度による分類

程度	陥没部位
軽症～中等症	肋骨弓下
	胸骨下
	肋間
重症	鎖骨上
	胸骨上
	胸骨（シーソー呼吸）

7　急変対応の ABCD　　33

●ER/病棟でドクターコールの前に

●症例

気管支炎のお子さんが入院していました．日勤の看護師からは特別な申し送りはありません．医師のカルテには，状態に大きな変わりはなく，現行治療の継続という記載しかありません．午前2時半の深夜帯に「機嫌が悪くて苦しそうだ」というナースコールが付き添いをしていたお母さんから来ました．モニターをみたらSpO_2は96％でした．

このときに医師や先輩看護師を呼ぶのはもちろんいいですが，その前にまず，今，この子に何が起きているかをみてほしいと思います．96％というSpO_2で，ひどい低酸素ではありませんので，少し離れてみて，まずこの子が苦しそうな呼吸をしているか，お母さんは苦しそうといっているけれども，医療従事者の目からみて，本当に苦しそうなのかどうかを確認しましょう．

このときはオーバートリアージで構いません．この時点で何か変だなと思ったら，気道確保を行い，少し姿勢を整えてあげたり，肩枕を入れたりといった対応がとれるかもしれません．その後に聴診や血圧を測ったりすればよいのです．

明らかに「ちょっとこれは悪いぞ」と思ったら，SpO_2はよくても酸素投与を始めることを検討します．非侵襲的ですし，ためらう必要はありません．同時にバッグバルブマスクの準備をしてください．

●ER/病棟でのドクターコールの前に

①いきなり患児のそばには行かず，呼吸数の測定を行う

　⇒ この時点で呼吸障害の有無を認識 ＊オーバートリアージでよい

②気道確保が必要であれば行う

③聴診，SpO_2モニター，血圧，体温の測定

④呼吸障害があれば酸素投与

　ER：酸素マスク5〜10 L/min

　＊病態の把握が未（重症度がまだ不確実）

　病室：医師の指示どおり ＊病態を把握済み

　（ただし，医師の指示がなければERに準ずる）

34　　Part2　小児の急変の特徴を理解しよう！

子どもと大人の呼吸器系の違い

●乳児は頭でっかち

小さい子どもは頭部が相対的に大きく，下記の要因からあっという間に気道閉塞を生じやすい状態です．

- ●小さい鼻孔
- ●大きな舌
- ●脆弱な口咽頭
- ●平坦で厚めの喉頭蓋
- ●頭部が大きく，屈曲しやすい
- ⇒ 気道閉塞が容易に起きやすい

図8のAは気道が閉塞してしまっている子ども，Bは気道が開通している子どもです．Bには肩枕が入って，舌を押し上げて顎の前屈をなくしてあげるだけで気流が通るようになります．

●新生児・乳児は口呼吸が苦手

新生児や乳児早期は口呼吸が苦手です．できない子もいます．なぜかというと，図9のように赤ちゃんは軟口蓋と喉頭蓋が接しているので，口から呼吸しても，気道抵抗が高いため，頑張らないと

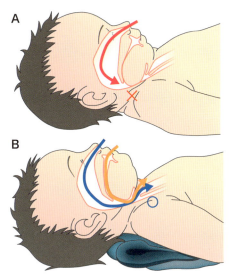

図8　小児の気道確保は肩枕が有用

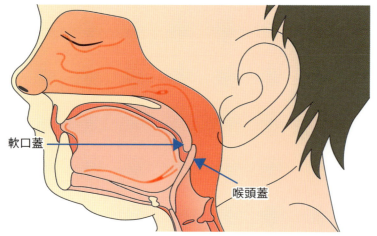

図9　新生児・乳児は口呼吸が苦手

息が吸えません．非効率的な呼吸をしなければならない状況にある，ということは，それだけ呼吸予備力が小さいということです．

　乳児は鼻呼吸が主であるため，鼻汁により鼻腔内が閉塞するだけでも，あっという間に呼吸が悪くなります．

　大人は軟口蓋と喉頭蓋が離れています．なぜかというと，軟口蓋と喉頭蓋がくっついていると発声がしにくいからです．軟口蓋と喉頭蓋の間に隙間があるので，水を飲んだり，食べ物を食べたりすると気道に入ったりするリスクができてしまいました．

　しかし，新生児・乳児はここが閉じているので，あまりミルクを誤嚥することはありませんし，乳首をくわえながら10分間くらい，哺乳が可能です．赤ちゃんは，吸綴しながら，鼻から吸い続けることができるからです．

　したがって，母乳を飲むような月齢の子どもの鼻が詰まると，息を吸うときに必ず，おっぱいを吸いながら小休止をとるか，もしくは呼吸が苦しいので，おっぱいを飲む時間が長くなってきます．普段，病院に入院している赤ちゃんに，看護師たちがビン哺乳をしているときに，どのように飲んでいるかを観察すれば，呼吸が良いか悪いかもよくわかってきます．

● 成長とともに口呼吸が容易に（図10）

　生後5～6か月くらいになると，口呼吸が確立してきます．RSウイルス感染などで入院する生後6か月未満の子どもは「重症化に気をつけろ」と医師はいいます．それは鼻が詰まっただけで呼吸困難

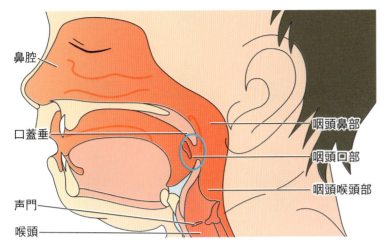

図10　成長とともに口呼吸が容易に

となるため危険だからです．しかし，生後6か月を過ぎるとどうにか口から呼吸が可能となる月齢ですので，それほど重症化せずに治療する場合もあります．

●新生児・乳児の呼吸

赤ちゃんや小さい子どもは生理学的に鼻呼吸が主です．口呼吸ではなく鼻呼吸です．

- ●新生児・乳児は生理的に**鼻呼吸**が主
  *口呼吸も可能だが気道抵抗が高く，呼吸努力を多く必要とする
- ●鼻閉が起きると
  呼吸ができない
  哺乳ができない
  生後5～6か月までは鼻閉は呼吸にとって「百害あって一利なし」，鼻吸引は重要
- ●鼻閉の原因
  後鼻腔狭窄・閉鎖，鼻汁，うつぶせ寝

鼻閉が起きると息ができないし，おっぱいも飲めなくなるので，生後5～6か月までの子どもの鼻閉は，体にとっていいことは一つもありません．「鼻水はきちんと吸ってくださいね」とか「鼻吸い器を買ってくださいね」というのは，そういう理由です．

「SpO_2が下がりました」といって，鼻水が出ている小さい子ども

7　急変対応のABCD　37

は，鼻を吸ってあげるだけでSpO$_2$が上がることはよく経験します．

●乳児呼吸器系の成長・発達（形態面）

胸郭も年齢に従って，だんだん変わってきます．

- ●新生児期には，胸郭はほぼ円筒形をしているが，横径のほうが前後径に比べて胸郭の発育が大である
- ●生後も気管支の発達，肺胞の増加や末梢肺動脈数が増加する

胸部X線を撮ると，6か月と4歳と12歳で，胸部X線を撮ると写り方が異なります．図11のように肋骨の角度がだんだん急になっていきます．これをよく覚えておいてください．

苦しいときに自分がどのように息をするかをイメージしてください．呼吸苦がないときの安静時の呼吸は，あまり肋骨と肋骨の幅は開きません．しかし，苦しくなると肋骨を広げて，胸郭を広げて，たくさん空気を取り込むようにします．これが呼吸が苦しくなったときの体の代償機構です（図12）．

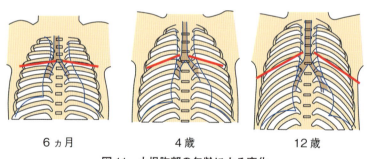

図11　小児胸郭の年齢による変化

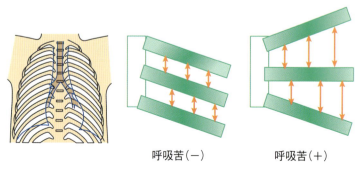

図12　小児の胸郭の動き

●小児呼吸器系の特徴（解剖学的）

図11のように新生児・乳児早期は肋骨が動ける距離が少ないので，苦しくなったときの予備力が小さいです．深呼吸しても，あまり深く呼吸する余地がありません．解剖学的な理由から，赤ちゃんは生まれたときから呼吸に不利なのです．したがって，新生児・乳児は換気「量」を増加させることが難しいため，呼吸「数」を増加させることで呼吸を維持するため，前述した呼吸回数が元来高値なのはそのためです．

- ●細気道径のため抵抗が容易に大きくなる ＊特に末梢気道
- ●側副換気路が発達していない
- ●肺胞数が少なく，分化も不十分である ＊約8歳まで肺胞数は増加
- ●胸郭の拡張が形態的に制限されている ＊肋骨が水平位に近い
- ●肝臓が大きく，横隔膜が高位にある
  ⇒ 気道閉塞(無気肺)や air trapping が容易に生ずる

それにプラスして上記のようないくつかの理由があります．気道閉塞やair trappingという喘息様の症状が起きやすいと思ってください．

●気道内径と気道抵抗

図13は教科書などでよくみるかもしれませんが，粘膜の浮腫が同じ1mmでも，子どもと大人では，意味していることが違います．少しの浮腫でも，子どもの気道はあっという間に狭くなってしまう

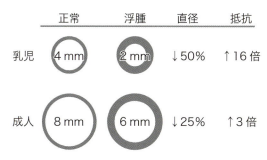

気道抵抗＝$1/r^4$
例）気道粘膜が1mm浮腫
　小児　半径 2→1 mm，気道抵抗 $1/(1/2)^4$＝16倍！
　成人　半径 4→3 mm，気道抵抗 $1/(3/4)^4$＝3倍

図13　気道内径と気道抵抗

ので，とても呼吸がしにくくなります．

　泣くと，より苦しくなります．すごく具合が悪い子は泣きません．泣くともっと苦しいから，あえて泣かないのです．そういう子どもを無理矢理泣かせてしまうと，あっという間に状態が悪くなってしまうことがあります．呼吸がすごく悪そうな子どもは，あまり触らずに，お母さんに抱っこされたまま医師の到着を待つか，酸素投与をするという対応でもいいと思います．

●小児呼吸器系の特徴（生理学的）

　小児呼吸器系の生理学的な特徴を下記にまとめました．

> ●死腔が1回換気量に比べ相対的に大きい
>   ⇒ 非呼吸容積の占める割合が，成人に比し大きい
> ●単位体重あたりの分時換気量が大きい
> ●低体温，薬剤（特に鎮静剤）などによって容易に呼吸中枢が抑制される
> ●成長期では基礎代謝が亢進している
>   ⇒ 酸素摂取量の増大，二酸化炭素産生の亢進
> ⇒ 呼吸抑制（呼吸停止）が容易に生じる

●小児は燃費が悪い

　同じ酸素投与量でも，子どもは大人の倍くらい酸素を投与しないと，同じエネルギーが作り出せません．だから，酸素を投与するということは子どもにはとても重要です．

> **小児は成人の2倍の酸素を消費する！**
> ●酸素消費量（安静時）
>
> | | |
> |---|---|
> | 成熟児 | 6〜7 mL/kg/min |
> | CLD児* | 8〜10 mL/kg/min |
> | 小　児 | 6〜8 mL/kg/min |
> | 成　人 | 3〜4 mL/kg/min |
>
> 感染，発熱，運動などが加わるとさらに酸素消費量は増加する
> ＊CLD（chronic lung disease）：慢性肺疾患

小児呼吸器疾患の特徴

小児の呼吸器疾患の特徴を下記にまとめました.

- 急性疾患は感染症が多い
- 感染症の原因が成人と同じでも臨床像は異なる場合がある
- 年少児では，呼吸障害が発現から重症化するまで急激に進行する
- 無症状に経過し，偶然に発見される場合も少なくない
- 小児呼吸器系の解剖学的・生理学的特徴が症状を多彩にする

小児の呼吸器の病気は，年齢によって症状の発現が異なり，無症状で経過していても，症状が出現した後には急激に悪くなってしまう場合もあることを覚えておいてください.

C：Circulation（循環）

循環障害のイメージ

次はC（循環）です．赤ちゃんはみずみずしいです．大人になるほど，体の中に占める水分は減っていきます．赤ちゃんは体の中に占める水分の割合が多いので，脱水になったり，飲んだりできなくなると，容易に循環が悪くなります.

Circulation to skin（皮膚への循環）

皮膚への循環のポイントを下記にまとめました.

循環動態のポイント
　①皮膚の色（チアノーゼ，顔色不良）
　②末梢冷感
　③Capillary refilling time（CRT，毛細血管再充満時間）
　　小児では指先を5秒以上圧迫，再充満時間が3秒以上は異常
　　CRT>2秒は $ScvO_2$>70%以上と有意に相関する
　　CRT延長は，脱水の予測に最も有用である
　　CRT延長は必ずしも補液や入院の必要性の指標とはならない

7　急変対応のABCD　41

> ⇒ 延長しているときは循環不全を疑う.
>
> ただし「延長していない≠ショックではない」

(J Pediatr 158 (6): 968-972, 2011, Pediatri Crit Care med 13 (2): 210-212, 2012, Eur J Emerg Med 11 (3): 158-163, 2004 より引用)

CRT が延長しているときは循環が悪いことを疑いますが, これが延長していないから循環は悪くないということではありませんので間違えないようにしてください.

●循環障害に対する生体反応

もし循環が悪くなったら, 生体はどんな対応をするでしょうか. **表13** にあるように, 頻脈, 冷感, 蒼白などはみればわかります. 末梢動脈の弱い拍動も触れればわかるでしょう.

D：Dysfunction of CNS（神経）

●Appearance（外観）

D（神経）の外観は, **表14** にあることを気にしながらみましょう. これは普段, 皆さんがお子さんたちと遊んだり, お母さんと会話したりするなかで月齢に応じた「元気さ」を実感し, 日々の臨床で活用してください.

●意識の評価

AVPU と GCS の関係を**図14**にまとめました. GCS は 15 点, 14

表13　循環障害に対する生体反応

代償機構	臓器	臨床症状
心拍数 増加	心臓	頻脈
末梢血管抵抗 増加	皮膚	冷感, 蒼白, 発汗
	心臓	CRT 遅延
	心臓	末梢動脈の弱い拍動
	神経	脈圧の減少
内臓血流 低下	腎臓	乏尿
	小腸	イレウス, 嘔吐

表14 Appearance（外観）

TICLS		PALS	
Tone （筋緊張）	・動いているか？ ・ぐったりしていないか？	Play	・遊んでいるか？ ・周囲に興味を示すか？
Interactive （周囲への反応）	・周囲に気を配っているか？ ・おもちゃで遊ぶか？	Activity	・手足の動きは？ ・ぐったりしていないか？
Consolability （精神的安定）	・あやすことで落ち着きを取り戻すか？	Look	・目線は合うか？ ・こちらへ視線を向けるか？
Look/gaze （視線/追視）	・視線が合うか？ ・ぼんやりしていないか？	speech/ smile	・声は変じゃないか？ ・笑顔はあるか？ ・あやすと笑うか？
Speech/cry （会話/啼泣）	・こもったかすれた声をしていないか？ ・強く泣いているか？		

図14 意識の評価（AVPUとGCSの関係）

AVPU	GCS 乳幼児改訂版			
	Eye（開眼）	Voice（発声）	Movement（運動）	計
A（意識清明）	自発的（4）	機嫌よく喃語（5）	年齢相応の運動（6）	15
V（声に反応）		不機嫌（4）		14
	声で開眼（3）			13
P（痛み反応）		痛み刺激で啼泣（3）		12
	刺激で開眼（2）	痛み刺激でうめき声（2）	痛みで合目的運動（5）	9
	反応なし（1）	発声なし（1）		7
			痛みで逃避反応（4）	6
			異常な四肢の屈曲（3）	5
			異常な四肢の伸展（2）	4
U（無反応）			反応なし（1）	3

点，13点とありますが，正直13点がギリギリです．PはGCSだと，もうかなり悪いです．PはGCSでいうと4〜9点の幅があります．だから「AVPUでPです」という評価も大事ですが，一歩進んで考えると，GCSのほうがより重症度が判断しやすいです．

●Question & Action（図15）

何か変なことがあるかなと思ったら（question），評価をして（assessment），行動します（action）．行動をしたら，良くなった

7 急変対応のABCD　43

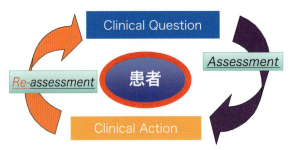

図15　Question & Action

か，もう1回再評価（re-assessment）をして，自分の行動（action）が患者さんにどのような変化をきたしたのか，"良く"なったのか，"変わらない"のか，"悪くなった"のかを考えるといったサイクルをひたすら繰り返す形になります．

　間違えることを怖がらないでください．ただ，間違えるのだったら，軽症に考えるのではなくて，重症に考えるほうがよいと思います．重症と考えれば，周りを巻き込めるからです．その結果，あまり重症ではなかったとしても，結果オーライです．本当は重症であるのを「軽い，軽い」と評価していて，本当に重症化して急変してから「なぜもっと早く気づかなかったのか」「なぜあのとき，相談してくれなかったのか」となるくらいだったら，ちょっと早めに周りを巻き込んでもよいと思います．しっかり考えているうちに，おのずと精度は上がってきますので，目の前の患者さんにしっかりと向き合ってください．

8 ショック

● ショックの分類

循環障害といえばショックがありますが，ショックには図16のような分類があります．

● ショックの定義

ショックの定義は，循環系の異常により組織の酸素需要に酸素供給が満たない病態，わかりやすくいうと，酸素を必要としている場所に酸素が十分に届けることができない状況をいいます．血圧が下がっていることは必須ではありません．血圧が下がっていないショックもあります．

● ショックといえば

「プレショック」といういい方をすることがあります．プレショックというと，血圧が下がる前，循環が悪くなる一歩手前のようなイメージを抱いてしまいます．プレは「○○の前の」という意味ですが，プレショックは，立派なショックです．「代償性ショック」（図17）という名称と同義です．プレショックはショックなので，何か対処

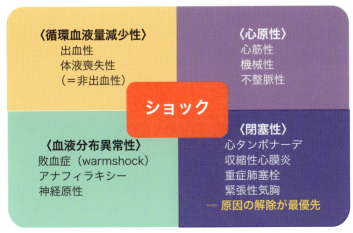

図16 ショックの分類

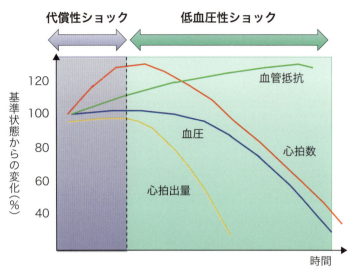

図17 代償性ショックと低血圧性ショック
(日本小児集中治療研究会：PALS-ITO. 2006 より改変)

しなければいけない状況です．

　代償性ショックといわれている状況は，心拍数や血管抵抗を上げることで血圧を維持したり，心拍出量を維持している状態であり，いつ破綻してもおかしくない状況です．

- 血圧低下（＋）⇒ 手遅れ
  だから，
- 早期発見・早期介入＝代償性ショックを見逃さない
  成人の（低血圧性）ショック：収縮期血圧＜90 mmHg
  小児の（低血圧性）ショック：収縮期血圧低下は年齢ごとの基準

●ショックの徴候（表15）

　一方，低血圧性ショックは，血圧が実際に下がってしまっている状況です．各臓器血流が低下しており，生体の維持が困難になりつつある状況です．救命が困難なことも少なくありません．ただ，代償性ショックの状況で介入できれば，かなり高率に救命することができます．したがって，低血圧性ショックに至る前に介入することが重要です．

表15 ショックの徴候

機序	代償性	低血圧性（非代償性）
心拍出量低下の代償	心拍数増加	重篤な頻脈，徐脈
末梢血管収縮	大理石様皮膚紋理 四肢末梢の冷汗・蒼白 CRT 延長（>2秒）	末梢チアノーゼ 四肢末梢の湿潤・冷汗 CRT 高度延長（>3～5秒）
血管抵抗の変化	末梢動脈触知不良 脈圧狭小化	中枢動脈触知不良 低血圧
脳血流減少	意識レベルほぼ正常	意識障害（不穏，脱力，傾眠）
腎血流減少	尿量減少	乏尿～無尿
pH	正常	代謝性アシドーシス

勝率高い

勝率低い

●ショックの5徴

下記にショックの5徴を示します．これは目で視て，触って，聴けばわかります．5徴がすべて揃う必要はありません．特殊な機器を用いなくても迅速に気づくことが可能です．

- ●皮膚・顔面蒼白
- ●肉体・精神的虚脱　　}　視診
- ●冷汗
- ●脈拍微弱　　}　触診
- ●不十分な呼吸　──　聴診

●ショックをみつけたら（表15）

では，ショックをみつけたら何をすればよいでしょうか．ショックの定義は循環系の異常により組織の酸素需要に酸素供給が満たない状況なので，最初にできる治療は，まず，足りない酸素を補ってあげることです．したがって，A（気道）とB（呼吸）を確実に安定化させることが重要です．他には下肢挙上，発熱があれば冷却，モニターがついていない場合は，モニターをつけたり，バイタルサインを測定することで，治療前評価，後評価を行います．

表16　ショックへの対応の仕方（例）

区分	処置の具体的内容	
ショックの把握 　酸素投与・換気 　モニター装着	経鼻カニューレ バッグバルブマスク 気管挿管 SpO₂, ECG	早期に考慮
輸液路確保	末梢静脈* 骨髄針 （中心静脈）	＊3分以内 or 2回穿刺まで 早期に考慮 大腿，内頸，鎖骨下静脈
急速輸液	まず，うっ血性心不全の有無を確認（肝腫大，湿性ラ音の有無など）	
うっ血性心不全（−）	急速大量輸液 （15分以内） 大量出血	細胞外液 20 mL/kg ボーラス （循環改善所見があるまで，max 60 mL/kg） 輸血の準備
うっ血性心不全（＋）	初期輸液	細胞外液 5〜10 mL/kg 20分で投与
薬剤投与	カテコラミン，ステロイド，PGE製剤など	

①酸素投与を開始

　　フェイス or リザーバーマスク

　　SpO₂ 値にかかわらず酸素は投与

②下肢挙上

③発熱あれば cooling

④モニター装着＋バイタルサイン測定（心電図, SpO₂ モニター）

　表16には急速輸液を行うと書いてありますが，もちろん心臓の良し悪しによって異なります．心機能が良い子どもは，急速に輸液を行っても心不全になることはありませんが，心機能が悪い子どもは急速輸液をすることで，心不全を助長する可能性があるため加減が必要です．では，心機能の良し悪しをどうやってみつければよいでしょうか．もともと先天性心疾患があって「この子は急速輸液すべきでない」と前もってわかっていればよいのですが，前もってわからないときは身体診察で，肝腫大（肝臓が大きくなっている子どもは心不全の可能性がある）があったり，湿性ラ音を聴取したり，下腿の浮腫などがみられたら急速輸液を行う速度を減じることを考えます．

子どもと大人の心臓の違い―特に乳児（1歳未満）

●心臓は筋肉の塊

　子どもと大人の心臓はどことが違うのでしょうか．心臓は筋肉の塊なので，体格が大きいと，全身に血液を巡らせるために強い駆出力で血液を送らなければいけません．ですから，大人は体も大きいので，いつも筋トレしているような状態です．したがって，何かあったときの火事場のバカ力（＝心予備力）が大人にはあります．

　一方，小さい子どもは臥位で過ごす時間が多く，体も小さいため，心臓はそれほど筋トレの負荷が強くないので，パワーもそれほど必要ありません．だから，心予備力が小さいのです．乳児には緊急事態に際し，駆出力を上げるような心予備能が低いのです．

> ●筋肉：負荷で筋量を増大して代償
> 　**大人：血圧↑，体格・体重が大**
> 　　⇒ 筋トレをずっとしている
> 　　⇒ パワーがいる，予備力がある
> 　**乳児：血圧低い，体格・体重が小**
> 　　⇒ 筋トレの負荷は少ない
> 　　⇒ パワーはそこまで不要，予備力が小さい
> 　**1歳くらいまでにパワーをつけて，予備力↑**

●心臓のパワー＝心拍出量

　心臓のパワーは心拍出量とイコールですので，どのくらい心臓から全身に血液を送り出すかという心拍出量が大事です．心拍出量は1回拍出量と心拍数を掛け合わせたものなので，たくさん全身に血液を送ろうと思ったら，1回あたりに出す血液の量（＝1回拍出量）を多くするか，心拍数を多くすることになります．したがって，1回拍出量はポンプ機能が強くなるほど大きくなります．

> ●**心臓のパワー＝心拍出量**
> 　CO（mL/min）＝ SV（mL）× HR（回/min）
> 　CO：心拍出量，SV：1回拍出量，HR：心拍数

8 ショック

- ●心臓は筋肉の塊
  ① 心筋収縮力を上げる（＝ポンプの力を大きくする）
  ② 心室内容量が増える（＝ポンプの貯留量を大きくする）
  ⇒ 1回拍出量が増える！

●筋肉は伸びるほど力が出る（図18）

　張力は伸びているときのほうが大きくなります．輪ゴムを思い浮かべてください．輪ゴムをビーンと伸ばしてパッと離したときの痛さと，ちょっとしか伸ばしていないときの痛さは，たくさん伸ばしているときのほうが痛いと思います．たくさん引き伸ばされているほうが力は強くなります．

　筋肉も同様で，引き伸ばされれば，解除したときに戻る力は大きいので，心臓のポンプの力は強くなります．

　しかし，赤ちゃんは，ポンプを押し出す筋力がまだ十分ではありませんので，心室内容量が増大したことに見合った心収縮力が得られません．また，ピークを越える（＝心室内容量が過剰に増加する）と収縮力が低下して心臓のポンプの力が破綻することも知っておいてください．

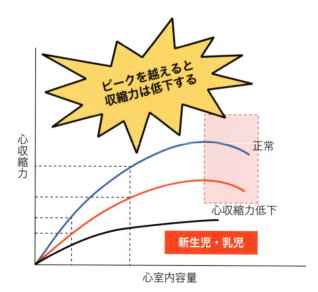

図18　新生児・乳児の心収縮力と心室内容量（Frank-Staring曲線）

●新生児・乳児の心臓の特徴

　赤ちゃんは，心収縮力を増やしにくく，心室内容量が増えにくい心臓です．そうすると，先ほどの CO ＝ SV × HR の SV（1 回拍出量）があまり増えないので，HR（心拍数）を増やすことで，CO（心拍出量）を維持しています．

> ### ●新生児・乳児の心臓の特徴
> ①心収縮力を増やしにくい
> ②心室内容量が増えにくい
> ⇒ 1 回拍出量を増やしにくい
>
> 心拍数を増やして対応
> CO（mL/min）＝SV（mL）×HR（回/min）
> CO：心拍出量，SV：1 回拍出量
> HR：心拍数

　言い換えれば，HR が低下している（＝徐脈）児は，CO が維持できないため，危険な状態といえます．

9 ステップアップするために知っておきたいこと

さまざまな酸素投与のデバイス

　ここからはステップアップするための内容になります．酸素にはいろいろあって，投与の仕方もさまざまです．どんな使い分けがあるかを知っておくといいでしょう（図19）．

●小児における酸素流量とFiO₂（表17）

　酸素のカニューレは3Lまでです．酸素カニューレ5Lという指示は「先生，5Lは酸素カニューレでいいんですか」といってください．乾燥した大量の酸素流量は鼻腔粘膜を刺激するため痛みを伴

●鼻カニューレ
・経口摂取が可能
・小児では酸素流量は 3 L/min まで，4 L/min 以上では鼻咽頭を刺激し，それ以上の吸入酸素濃度の上昇が期待できない

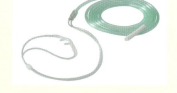

（画像提供：日本メディカルネクスト）

●フェイスマスク
・酸素流量が少ないと呼気を再呼吸するため，5 L/min 以上を推奨
・5 L/min 以下では PaCO₂ が上昇する可能性がある
・酸素吸入濃度は最高でも 60% 程度期待される FiO₂ が得られない

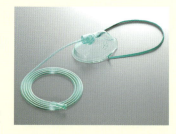

（画像提供：アトムメディカル）

●リザーバーマスク
・呼気時に酸素が貯留し吸気時にそれを吸入
・呼気の二酸化炭素の再呼吸防止，リザーバーの虚脱防止に 6 L/min 以上の流量が必要

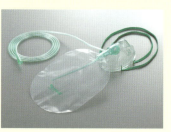

（画像提供：アトムメディカル）

図19　さまざまな酸素投与のデバイス

表17　小児における酸素流量と F_IO_2

鼻カニューレ

O_2 流量 (L/min)	成人	10 kg	15 kg	20 kg	25 kg	30 kg
0.5		0.25	0.24	0.24	0.23	0.23
1.0	0.24	0.29	0.28	0.27	0.26	0.25
1.5		0.34	0.32	0.31	0.29	0.28
2.0	0.28	0.38	0.36	0.34	0.32	0.30
2.5		0.43	0.40	0.37	0.34	0.32
3.0	0.32			0.41	0.37	0.34
3.5					0.39	0.36
4.0	0.36					0.39

フェイスマスク

O_2 流量 (L/min)	成人	10 kg	20 kg	30 kg
5〜10	0.4〜0.6	0.7〜1.0	0.6〜0.9	0.45〜0.7

リザーバーマスク

O_2 流量 (L/min)	成人 F_IO_2
6	0.6
7	0.7
8	0.8
9	0.9
10	0.9〜

マスクと顔とのフィッティングが悪いと吸入酸素濃度は低下する

いますので，そういう指示が出ていたら，医師に確認してください．加えて，鼻腔からのみ多くの酸素投与を行ったとしても，呼吸苦で口呼吸を併用したり，鼻閉で口呼吸を行っている場合には SpO_2 の上昇が乏しい場合があります．SpO_2 の上昇が乏しいときには，酸素マスクに変更しましょう．病棟で準備ができるのであれば，リザーバーマスクが最も迅速に高い酸素濃度を投与できるデバイスです．

　また，F_IO_2（＝吸入酸素濃度）は，体格によって異なります．具体的には，酸素投与流量，1回換気量，吸気時間により，吸入酸素濃度を推測することができます（**表17**）．成人で鼻カニューレ 3 L の酸素を投与しているときの F_IO_2 は 0.32 ですが，20 kg の子ども

9　ステップアップするために知っておきたいこと　　53

- **ベンチュリーマスク**
  - ダイリューターと呼ばれるアダプタ部分がベンチュリー効果を生み出し24～50％の酸素を供給できる
  - ダイリューターの径と酸素流量で吸入酸素濃度を規定
- **インスピロン**
  - ベンチュリーマスクにネブライザー機能を備えたもの

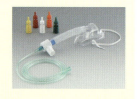

（画像提供：日本メディカルネクスト）

酸素流量 (L/min)	ダイヤル目盛り（酸素濃度）						
	28%	33%	35%	40%	60%	80%	98%
3	14.0	13.2	12.8	11.5	6.5	4.6	3.5
4	19.7	18.6	17.4	14.6	8.6	5.8	4.0
5	27.5	25.4	24.1	20.8	12.0	7.8	5.9
6	35.3	32.2	30.1	24.2	13.7	9.1	7.0
7	42.2	40.1	37.2	30.7	17.3	10.7	8.4
8	47.9	46.6	42.2	35.6	18.9	12.0	9.9
9	53.2	54.4	48.9	38.9	21.7	14.2	11.2
10	57.3	61.0	57.2	44.7	23.5	14.8	12.5

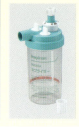

（画像提供：日本メディカルネクスト）

図20　ベンチュリーマスクとインスピロン

だったら0.41です．FiO_2が0.41はかなり高い酸素濃度になります．大人と子どもは異なりますし，10 kgの子どもと30 kgの子どもで，酸素2Lという指示が全く同じ治療ではないことは何となくイメージできると思います．乳児に酸素を2Lも3Lも投与する状況は多くありません．そのときは鼻閉があるのではないかと思ってください．

●ベンチュリーマスクとインスピロン（図20）

　ベンチュリーマスクやインスピロンなど高流量投与が可能な機器があります．使用時は添付文書や成書を参照してください．

知って得する豆知識

●血圧計がないときにどうするか

　ショックかもしれないけど，血圧計がないときはどうしますか．そういうときは，血圧計を探しにいくのではなくて，自分で患者さんに触ってみてください．

> ●血圧計がないときは触診で収縮期血圧を類推
> 　橈骨動脈：60～80 mmHg
> 　大腿動脈：50～70 mmHg

頸動脈：40〜60 mmHg
● Capillary refilling time（CRT，毛細血管再充満時間）
5秒間強く爪の部分を圧迫，離して爪床の色が戻るまでの時間を計測 ⇒ **＜2秒なら正常**
利点：短時間で判断可　欠点：極端に寒いと不正確

（杉本勝彦：トリアージと重症度判断．エマージェンシー・ケア夏季増刊，15-24，2008 より引用）

発熱のみで心拍数が正常値＋2SD を超える可能性はあるか？

「熱が高くても心拍が早くなるから，心拍数を測っても仕方がないじゃいですか」という質問を受けることがありますが，＋2SD を超えるような頻脈は，熱が高いだけでは起き得ません．だから熱が39℃といっても，5歳の子どもの心拍数が180回/min や190回/min というのは，熱以外の何かがあるから心拍が速いのです．「熱が高いから，心拍数が高くてもいいんだ」と思い込むのはやめてください．体温が1℃上がると心拍数は10くらい上がります．38℃だったら，正常の平均値よりも＋10くらい心拍数が上がると思ってください．

＋2SD を超える頻脈は発熱だけでは説明できない
● Hanna らは，2〜12か月の安静乳児を対象に検討
　体温＋1℃ ⇒ 心拍数＋10回/min
● Sur らは，Toxic appearance について
　チアノーゼ，活動性低下，多呼吸または徐呼吸，不機嫌，ぐったりしている，筋緊張低下，頻脈，視線が合わないなどの状況

（小穴慎二：小児科研修の素朴な疑問に答えます．メディカル・サイエンス・インターナショナル，pp32-35, 2008, Hanna CM, et al：How much tachycardia in infants can be attributed to fever? Ann Emerg Med 43：699-705, 2004, Sur DK, et al：Evaluating fever of unidentifiable source in young children. American Family Physician 75：1805-1811, 2007 より引用）

シンプルな小児呼吸数，心拍数

これは筆者の私案ですが，呼吸数や心拍数の「ちょっと危ないか

表 18　シンプルな小児呼吸数，心拍数

年齢	呼吸数（回/min）	心拍数（回/min）
1 歳未満	30〜60	100〜160
1〜3 歳	24〜40	90〜150
4〜5 歳	22〜34	80〜140
6〜12 歳	18〜30	70〜120
13 歳〜	12〜16	60〜100　成人と同様

＊睡眠中は，年齢ごとの低い値よりさらに−10％
＊幼小児は，啼泣・疼痛・発熱で呼吸数や心拍数は容易に変化
　⇒ 相当に高く，長く続いた場合のみ多呼吸，頻脈と判断する
【頻脈目安】乳児 200 回/min 以上，5 歳以上 160 回/min 以上

な」と思う目安を表 18 に示しました．

　例えば，心拍数が 200 回/min で介入を始めても，もはや手遅れという場合もあります．悪くなる前に介入することが重要であるため，若干，甘めな基準にしており，診療するうえでのメリハリをつけています．

●小児担当看護師は五感を駆使（表 19）

●身体所見をとる
　児の異常に気づく
　素早く（＝時間が勝負）
　反復して（＝経時的に）
　"五感〔視，聴，触，嗅，（味覚)〕" を使って
●バイタルサインの測定
　自分の直感の確認として

　表 19 にあるように，具合の悪さを表す指標はいろいろありますが，目で視たり，手で触ったり，耳で聴いたり，五感を使うことで，ある程度，具合が良いか悪いかはスクリーニングできるようになると思います．

　特に小児に携わることの多い看護師たちには，バイタルサインを正確に測定することが難しいことが多い子どもだからこそ，五感を駆使して，具合の悪い患児をみつけてほしいと思います．

　それには素早く，反復して視たり，聴いたり，触ったりしながら，

表19 小児担当看護師は五感を駆使

代償機構	臓器	臨床症状
心拍数 増加	心臓	頻脈
末梢血管抵抗 増加	皮膚	冷感，蒼白，発汗
	心臓	CRT遅延
	心臓	末梢動脈の弱い拍動
	神経	脈圧の減少
内臓血流 低下	腎臓	乏尿
	小腸	イレウス，嘔吐

↓

循環障害
目で視て，手で触れる

評価	呼吸窮迫	呼吸不全
意識	意識清明・不機嫌 不安	意識混濁・傾眠 間欠的な興奮や暴力的体動
筋緊張	正常	正常か低下
体位	三脚位	三脚位
呼吸数	速い	正常または低下
呼吸努力	肋間陥没・鼻翼呼吸 頸部呼吸補助筋使用 シーソー呼吸	不十分な呼吸努力・胸の動き
聴診器なしで聴取される呼吸音	吸気喘鳴 呼気喘鳴 うがい様音	吸気喘鳴 呼気喘鳴 あえぎ様音 呻吟
皮膚色	ピンク or 蒼白 O_2投与で消える中心性チアノーゼ	O_2投与で消えない中心性チアノーゼ まだら紋様皮膚

呼吸障害
耳で聴いて，目で視て

　その子の具合が良いのか悪いのか把握することが必要だと考えています．自分の五感の確認として，バイタルサインを測って「あ，やっぱり，この子は具合が悪かったんだ」というのがわかってくると，この五感である程度，良い・悪いが評価できるようになり，急変対応がスムーズになります．

　五感でまず疑って，バイタルサインを測って「先生，バイタル○○で，ショックです」「呼吸窮迫の状況なので酸素投与を始めています」などと医師に伝えれば，「だったら，すぐ行かなきゃ」となるでしょう．ただ，何となく「先生，具合が悪いので来てもらっていいですか」といわれると「今ちょっと外来も忙しいし，もうちょっと待って」といわれてしまうかもしれません．ですから，しっかり客観的な評価を行い，医療従事者間で情報を共有しましょう．

　呼吸様式も最初のパッとみで，速いか遅いか，深いか浅いか全然違います．視線が合うかどうかや，従命ができるかどうかで意識の評価も行うことができます．

　小児のベテラン看護師は，第六感的な気づきがある人が多いです．それを言葉に表すのは難しいのですが，「いつものこの子と違うん

9　ステップアップするために知っておきたいこと　57

です」という看護師の気づきは，とても大事なことですので，それを客観性をもって表現できるようになるとすばらしいと思います．

*

子どものバイタルサインの評価は難しいですが大事です．測り方には工夫が必要なので，本書が参考になりましたら幸いです．

●バイタルサインの正確・簡便な測定を
　5 breath-10beats 法など
●小児は,
　年齢ごとの対応が必要
　早期覚知，早期介入
　容易に低酸素になりやすい
　心収縮力が相対的に低い（特に乳児）
　五感を使った身体所見把握を
●急変対応は、A→B→C→（D）

文　献

1) Schein RM, et al：Clinical antecedents to in-hospital cardiopulmonary arrest. Chest 98：1388-1392, 1990

2) Franklin C, et al：Developing strategies to prevent inhospital cardiac arrest：analyzing responses of physicians and nurses in the hours before the event. Crtit Care Med 22（2）：244-247, 1994

3) 神薗淳司：NO.1 小児の心拍数・呼吸数の迅速測定法. エマージェンシー・ケア 26（11）：8，2013

4) 循環器病の診断と治療に関するガイドライン（2010－2011 年度合同研究班報告）：小児期心疾患における薬物療法ガイドライン．2012

5) 日本高血圧学会：高血圧治療ガイドライン 2014

6) Laitman JT：The function of epiglottis in monkey and man. YJBM 50（1）：43-48, 1977

7) J Pediatr 158（6）：968-972, 2011, Pediatri Crit Care med 13（2）：210-212, 2012, Eur J Emerg Med 11（3）：158-163, 2004

8) 杉本勝彦：トリアージと重症度判断. エマージェンシー・ケア夏季増刊，pp15-24，2008

9) 小穴慎二：小児科研修の素朴な疑問に答えます. メディカル・サイエンス・インターナショナル，pp32-35，2008

10) Hanna CM, et al：How much tachycardia in infants can be attributed to fever? Ann Emerg Med 43：699-705, 2004

11) Sur DK, et al：Evaluating fever of unidentifiable source in young children. American Family Physician 75：1805-1811, 2007

（梅原　直）

Part 3

病態別にみた小児急変への対応！

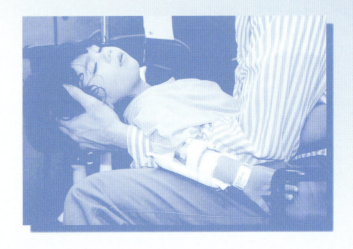

1 血　便

　Part3 では，5つの代表的な病態を取り上げながら具体的に話を進めていきます．

到達目標
- ●血便を視覚（色・硬さ・血液の広がり）と嗅覚（異臭・酸性臭）で分類する
- ●代表的な血便を呈する疾患を知る

症例から血便への対応を考える

　まず，下記の症例1と症例2を比較してみましょう．

●症例1
生来，健康である8か月の女の子が，数日前から胃腸炎となり軽い下痢を認めました．数時間前から突然不機嫌になり，血便となって救急外来を受診しました．

●症例2
生来，健康である8か月の女の子が突然，大量の血便を認めて，顔色不良になって救急外来を受診しました．

　血便といっても，さまざまな症例があります．症例1と2をイメージしながら，看護師として何ができるかをQ&Aで考えていきましょう．

Q
血便は急変疾患か？

A
緊急度も重症度もさまざまです．

解説

　血便を呈する疾患の中で緊急度も重症度も低いものとしては，切れ痔，裂肛があります．裂肛は大人の病気と思っているかもしれませんが，意外と新生児にも認めます．便秘がちの乳児が肛門の粘膜，または直腸粘膜が損傷して便に線状の血液が付着しましたと健診や外来でよく相談を受けます．

　胃腸炎では，サルモネラや大腸菌の感染症やノロウイルスでも，血便を認めることがあります．特に細菌性感染では，重症度も緊急度も中等度以上となることが多いかもしれません．また，脱水があれば緊急度は増しますし，菌によってはさらに重症度が増してくるかもしれません．O157がその代表となります．O157感染症では溶血性尿毒症症候群（HUS）を起こし，時に死亡することもあります．

　緊急度も重症度も高い血便の代表は，メッケル憩室などの出血です．これはあとで説明しますが，大量の出血を突然起こすものです（図1）．

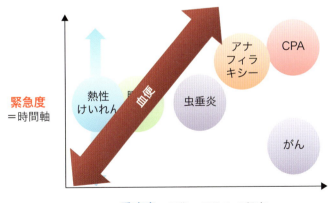

図1　血便の緊急度と重症度

血便の際に観察すべきこと

Q
血便をみたら便の何に注目するのか？

A
Q1で示したように血便は緊急度も重症度もさまざまなため，血便をよく観察しましょう．まず色をみましょう．そして，視覚（色・硬さ・血液の広がり）と嗅覚（異臭・酸性臭）で分類して考えます．

解　説
●血便はまず色で区別する

　出血といっても赤い血便と黒い血便があります．一般に，赤い血便だったら下部消化管，黒い血便だったら上部消化管といわれます（**図2**）．その理由は，血液中のヘモグロビンが胃液によるヘマチン化で黒色に変化することで生じます．上部消化管で出血すると，胃液の影響で黒い血便になります．そして小腸や大腸で出血すると，胃液の影響を受けないので，血液が黒くならない，すなわち赤い血便となります．

　血便色が黒いか赤いかによって，出血の位置がおおよそわかります．切れ痔は赤，胃の出血や十二指腸潰瘍などは黒い血便になります．では，十二指腸での出血では，なぜ黒い血便なのでしょうか．

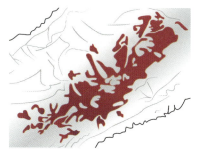 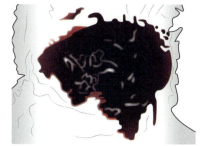

血液が赤い⇒下部消化管　　血液が赤黒い⇒上部消化管
　　　　　　　　　　　　　血液中のヘモグロビンが胃液で変成（ヘマチン化）

図2　血便はまず色で判断する

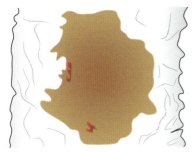
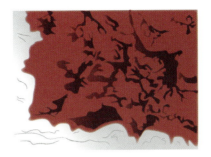

少量⇒裂肛・軽度の腸炎　　大量⇒メッケル憩室・重症の腸炎
　　　　　　　　　　　　　メッケル憩室は診断が難しく，突然
　　　　　　　　　　　　　の大量下血で来院

図3　血液の量で区別する

　実は，胃液は十二指腸に流れ込んでいるため，十二指腸で出血をしても黒くなります．「ヘマチン化」は血便が赤か黒かのkeywordです．黒い便をタール便ということもあります．血便のときには，色でまず考えましょう．

●血液の量で区別する

　次に，血液の量で考えることも必要です．ちょっと付着している程度の少量の血液なのか，便全体に血液が混じっているのかによって緊急度が違います．図3の左側程度であればたいしたことはないかもしれませんが，右側のときには超重症なことが多いです．

　私たちが腕を怪我したら，すぐ血が出てきて目にみえます．しかし，腸管で出血があると，体の外に出てくるまでには相当時間がかかりますし，管の中に血液がたまってしまったら，相当出血をしないと血便として現れないことがあります．消化管出血の判断が難しいのは，このような理由からです．

　また，便に少量の血液が線状に付いていたときは，肛門や直腸が切れていることが多いです．便の形があるところに一部の出血が付着するので線状になります．腸の上の病になればなるほど，便全体に血液が混ざります．

　便全体に血液が混じっているのか，便に血液が付着しているのかによっても，出血の部位が何となく想像がつきます．

●便の硬さで区別する

　イチゴゼリー状の便のように粘液になっているのか，形のある便

1　血便

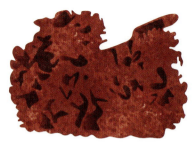
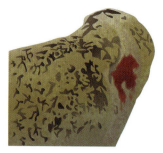

粘液弁⇒腸がやられている（胃腸炎・腸重積）

普通便⇒直腸からの出血や裂肛
普通便に線状の血液付着は裂肛

図4　便の硬さで区別する　＊新生児は弁の硬さでは判断できない

に少し血液が付着しているのかによっても違います（図4）．

粘液便が出たら，腸自体に何か問題が起こっているという意味です．例えば，胃腸炎や腸重積などで腸の機能を失って，ダメージを受けているのかもしれません．一方，普通便に血液が付着する場合には，腸全体は基本的に正常で，一部からの出血により付着したということになります．

●便の臭いは意外に重要

便の臭いは重要です．新生児の下痢は特にわかりづらく，便の性状で判断できません．特に母乳栄養の児の便はもともと水様便です．しかし，感染性の下痢かどうか判断するには，便の臭いでわかります．感染による下痢をしていると，酸っぱい臭い，もしくは生臭い便になります．

乳糖不耐症の便の臭いは普通です．だから，胃腸炎を起こしているかどうか区別する方法は，かいでみることです．便の臭いが変わってきた，もしくは酸性臭や腐敗臭になってきたときは，消化管に問題があると思ってください．自分で臭いを確認してもよいですが，育児をしている親に確認するだけでも情報を得ることができます．

小児の血便の代表疾患

小児の血便の代表疾患としてよくあげられるものは，腸重積，メッケル憩室，そして細菌感染（中でもよく血便につながるものとしては，卵などで感染するサルモネラ感染）です．

Q
腸重積とは？

A
腸重積は，口側腸管が肛門側腸管に引き込まれ，腸管壁が重なり合った状態で，腸重積によって引き起こされる腸閉塞症を腸重積症といいます．教科書では，間欠的啼泣（腹痛），イチゴゼリー便，腹部の腫瘤が腸重積の3徴候といわれています．診断はエコー（ターゲットサイン）で行い，悩んだら注腸造影を行います．

解　説

　腸重積は，腸の中に腸が入り込む病気なので，エコーでみると，図5のように重層にみえます．造影をしてみると，詰まっているサインが出てきて，これを"カニ爪状"という表現をしたりします．
　腸重積の一番の特徴は，泣き方にむらがある（間欠的啼泣）ということです．通常，急性虫垂炎のときには痛みがだんだん強くなる直線的な痛みの変化ですが，腸重積の場合には波があります．胃腸炎も同じような特徴ですが，腸重積のほうが腸の動きによって痛みが大きく変化するのが特徴です．

●腸重積を診察するときの注意

　腸重積で注意したいのは，診察のタイミングです．看護師がトリ

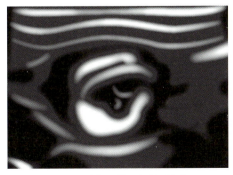

エコー（ターゲットサイン）
図5　腸重積

アージするタイミングによって，すごく差があるということです．救急外来の小児科医は，胃腸炎が疑われる子ども，または血便が出た子どもを救急外来の外で待たせているときに，泣いて痛がっているか，泣き方にどういう変化があるか，ほかの子を診察しながら何となく声を聞いています．「啼泣に波があるな．怪しいな」と腸重積を疑います．このように時間経過によって機嫌が変わるので，症状を時間軸でみることが大切です．また，3徴候が揃うことは少ないこと，発症から時間経過が長いときは手術になる場合もあることも覚えておきましょう（図6）．

> **Q　メッケル憩室とは？**
>
> **A**
> 憩室は，管状の臓器（腸，血管，尿管）または袋状の臓器（膀胱，胆嚢など）の壁の一部が，焼もちが膨れるように外へとび出た袋状の突起物を指します．メッケル憩室は，小腸の中間部分にみられる袋状の突起物で，19世紀ドイツの解剖学者メッケルが，初めて正確に記載しました．

1. **腸の動きに合わせて，痛みが変化（間欠的啼泣，痛み）**

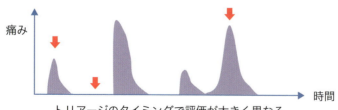

トリアージのタイミングで評価が大きく異なる

2. **腸重積の3徴候（間欠的啼泣，イチゴゼリー便，腹部腫瘤）は揃うことは少ない**
   特徴のある症状であるが，意外に間欠的啼泣だけで判断されることが多い
3. **手術にもなる**
   初期判断が重要．24時間以上経つと腸穿孔したり，手術になる

図6　腸重積を診察するときの注意

●メッケル憩室を診察するときの注意

●意外に多い
人口の2％，そのうちの20％が炎症や腸閉塞，下血が突然みられる．

●出血は突然
一度に大量出血，痛みなどの前触れが少ない．救急外来に緊急輸血を要する貧血・ショックで来院する．

●診断が極めて難しい
炎症や腸閉塞の場合，虫垂炎や腸閉塞との区別は大変難しい．手術をして初めてメッケル憩室の診断が確定する場合も多い．

突然，1歳前後で大量出血を起こしたりするのがメッケル憩室です（図7）．メッケル憩室は頻度が多くて，人口の2％でみられます．ただ，全員が症状を起こすのではなくて，その20％程度に炎症や腸閉塞，下血が突然あります．判断が難しく，ショックを起こすまで気づかないことも多いのが特徴です．

症例1と2を振り返ってみましょう．

●症例1
胃腸炎による血便で，胃腸炎が先行していて不機嫌だった．

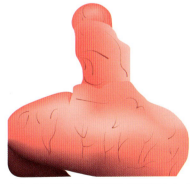

●メッケル憩室の一部に胃粘膜が存在
●胃粘膜から分泌された胃酸によって小腸に潰瘍ができ，大出血する

ヒトの胎児のごく初期に卵黄管という管が臍帯（へその緒）と小腸との間に一時的に発生し，まもなく消失するが，これが残る

図7 メッケル憩室

●症例2
メッケル憩室による大量血便，ショック.

（島袋林秀）

2 けいれん

到達目標

● けいれんの初期対応（気道確保，酸素投与，マスク換気，救急カート準備，人手を集める）ができるようになる

● 一般的な抗けいれん薬の投与量，副作用を説明できる

● 家族からの熱性けいれんの質問に対し回答できるようになる

症例からけいれんへの対応を考える

● 症例の状況確認

まず何が起きているのか確認すると，下記のような状況です．

● 入院当日の有熱性けいれん

● 生来健康の1歳2か月

● RS ウイルス感染症で入院，発熱1日目

● 呼吸努力＋酸素投与中

● 一般小児病棟に入院中

● ラインは確保済み

● モニター上，SpO$_2$：89%（酸素鼻カニューレ 1 L/min），心拍数：189 回/min

「けいれんしています」といわれて，ついているモニターをみると SpO$_2$ は 89%，心拍は 189 回/min，熱は 39℃．けいれんの既往はないお子さんです．

● まず，すべきことは何か？

では下記の中で，まず，すべきことは何でしょうか．

2 けいれん　69

以下のうち，最も正しいのは？
　①挿管の準備
　②吸引をする
　③第一印象の評価
　④ミダゾラム（ドルミカム®）の準備
　⑤担当医師に電話する

●第一印象の評価

　最初は，第一印象の評価が何よりも大事です．先ほどお話しした外観・呼吸・皮膚を評価します（図8）．

●第一印象の内容

　図8をみると，聴診器も血圧計も何も使っていません．視診と触診だけです．けいれんしていますので，手順通りに考えていくと，第一印象は悪い，だから，ヒトとモノを集めることが必要です．ヒトとしては，急変対応にはマンパワーが必要ですし，モノとしては救急カート，補助換気が可能なバッグバルブマスク，モニター，除細動器などを準備しましょう．

●次にするべきことは何か？

　ヒトとモノを集める以外にすべきことは，下記のようなことがあります．

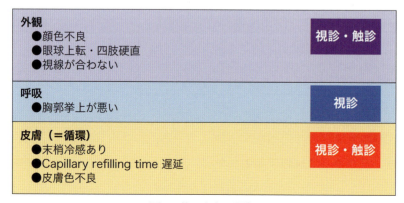

図8　第一印象の評価

①気道確保（頭部後屈顎先挙上）

②担当医師に電話する

③酸素マスクを 10 L/min へ変更する

●医師が来るまでにできること

医師が来るまでにできることは，まず ABC の評価です．

ABC の評価

●気道確保

　吐物の確認と吸引，下顎挙上

●酸素投与，デバイスの変更（＋バイタルサイン測定）

　酸素 5 L/min 以上の投与（マスク）

　SpO_2 上昇ない or 皮膚色不良⇒マスクによる換気補助を開始

●採血，ライン確保準備

　採血：血算，生化学，凝固，血液ガス，血糖，アンモニア

　補液：生食 or 糖 free 細胞外液

　＊ライン確保困難時は骨髄針

　気道を確保し，酸素を投与します．酸素は少量使わず，10 L マスクで流します．酸素 10 L でも SpO_2 が上がらなければ，バッグバルブマスク換気を行います．医師を待たずに，看護師が行ってよいものです．

　次に医師が来るまでにできることは D の評価です．瞳孔の所見やけいれんのパターンをぜひ確認してください．

けいれん：D（神経）の評価

●意識障害の評価（GCS または JCS）

●瞳孔所見：対光反射，大きさ（散大 or 縮瞳），左右差

●けいれんのパターン：姿勢，左右対称，強直・間代，けいれんの部位

　姿勢と書いてありますが，ときどき図9のような"除皮質硬直"や"除脳硬直"をとったりする子どもがいます．これらは，ただの

2　けいれん　71

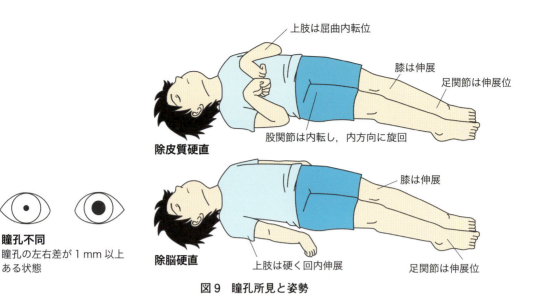

図9　瞳孔所見と姿勢

熱性けいれんという状況ではなくて，頭蓋内病変を疑わせる異常肢位です．

"瞳孔不同"というのは，図9のように瞳孔の左右差がある状況です．

●症例のABC評価とD（神経）の評価

> ### 症例のABCの評価
> ●**気道確保**
> 　頭部後屈顎先挙上，吐物なし，口腔内の吸引
> ●**酸素投与，デバイスの変更（＋バイタルサイン測定）**
> 　酸素マスク10 L/minでSpO$_2$上昇なし→バッグバルブマスクで補助換気，心拍数：210回/min，血圧：110/48 mmHg，体温：40.1℃，SpO$_2$：92%
> ●**採血，ライン確保準備**
> 　採血管の準備済み，ライン確保済み

> ### 症例のけいれん：D（神経）の評価
> ●**意識障害の評価（GCSまたはJCS）**
> 　GCS：E1V1M3（5），JCS：Ⅲ-200

●瞳孔所見：対光反射，大きさ（散大 or 縮瞳），左右差
　　対光反射：（－）/（－），両側散大：Φ5mm，左右差なし
●けいれんのパターン：姿勢，左右対称，強直・間代，けいれんの部位
　　姿勢：評価困難，左右対称，全身の強直間代性けいれん

　症例のけいれんと ABC 評価をみてみましょう．GCS は E1V1M3 の5点，JCS はⅢ-200 という評価でした．瞳孔は対光反射なしで，左右差はありませんでした．

　気道確保としては，頭部後屈顎先挙上して，唾液が多かったので分泌物を吸引しました．酸素10Lで SpO_2 の上昇がなかったので，補助換気を始めました．そのとき，バイタルサインは心拍数が210回/min，血圧110/48mmHg，体温40℃，SpO_2 はバッグバルブマスクによって92％くらいまで上がったという状況です．

　上記のような対応は突然できるようになるわけではありません．日々の看護から，急変の対応をご自分の頭の中でシミュレーションしてみてください．

●SAMPLE の聴取

　さらに人がいて余裕があれば，どんな状況かを聴取するのが SAMPLE 聴取です．症例は入院している患者さんなので，アレルギーのあり・なしなどはわかりますが，外来にけいれん患者が来た場合には，こういったことを同時に看護師から聞いていただけると大変助かります．

症例の SAMPLE 聴取
●S：（sign & symptom）徴候/症状 ⇒ けいれん，顔面蒼白，発熱
●A：（allergy）アレルギー ⇒ なし
●M：（medication）内服薬 ⇒ なし
●P：（past illness）既往歴 ⇒ なし
●L：（last meal）最終食事摂取時間
　　⇒ 朝8時に少量のお茶摂取，固形物摂取なし
●E：（event leading to the injury, illness）原因
　　⇒ RSV 気管支炎で入院中，発熱＜24時間

2　けいれん　73

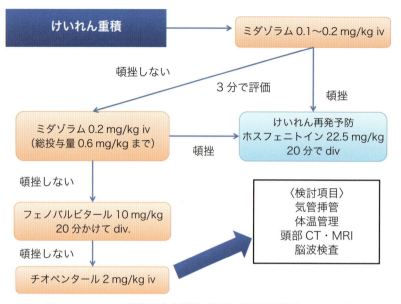

図10　けいれん重積の治療指針（国立成育医療研究センター）
（鉄原健一：けいれんしている小児患者への初期対応．ER magazine 11（2）：226-232，2014 より引用）

けいれん重積の治療指針

　けいれん治療の指針はたくさんあります．日本小児神経医学会から小児けいれん重積ガイドラインが2017年に発表されました．各施設ごとに，けいれん治療の流れが周知されていると，診療が円滑に進むと思います（図10）．

> **Q　なぜ，けいれんは止めなければいけないか？**
>
> **A**
> けいれんは短時間（＜10分）であれば脳細胞の酸素・栄養需要に耐えうるが，長時間に及ぶけいれんは脳細胞が必要とする酸素・栄養を供給できなくなるため不可逆的な脳細胞の障害を起こす可能性があります．耐えうるけいれんの持続時間は個々によって異なりますが，一般的には30分が上限と考えられています．

　けいれんが長くなれば長くなるほど，脳の細胞が障害を受ける可能性が高まります．動物実験では，30分以上けいれんが続くと，

脳の細胞に障害がみられていることが判明しているので，30分以上のけいれんは神経学的な後遺症のリスクになります．

> **Q**
> **けいれんが長く続いたらどうなってしまうのか？**
>
> **A**
> 全身性のけいれんが30分続くと呼吸と循環に影響が出ます．もちろん，けいれんしている最中は血中酸素が下がりますが，その結果，細胞が障害を受けます．CKやLDHが上昇するなど，全身の組織障害がみられるようになります．60分続くと，低血圧，肺水腫，腎不全，脳浮腫など多臓器障害が現れます．けいれんというのは脳細胞の異常な興奮なので，脳細胞は酸素とエネルギーが必要となり，需要と供給のバランスが崩れると脳の細胞にダメージが起きます．

一応，30分という決まりはありますが，25分だから大丈夫，20分だから問題ないというわけではなく，けいれん持続時間は可能な限り短いほうが望ましいため迅速に対応することが肝要です．

●けいれんかシバリングか

けいれんしているのか，それともシバリングなのかは，なかなか判断が難しいと思います．けいれんは全身がピクピクします．一方，寒さに伴うシバリングは顔面のピクつきや，呼吸筋は侵されていないので，SpO_2は下がりません．

●小児科医が許せる（安心できる）けいれん

小児科医が許せるけいれんとしては，下記のようなものがあります．

> ● **10分以内に止痙し反復しない**
> ● **意識の覚醒がよい（＜12時間）**
> ● **神経学的症状がない**
> ● **バイタルサインが安定している**

熱性けいれんのガイドライン

熱性けいれんのガイドラインが出ています．ご家族に疾患について説明できることが望ましく，質問にも回等できるようにぜひ一読を薦めます．

Q
熱性けいれんとは？

A

熱性けいれんは，乳幼児期に起こる 38℃以上の発熱に伴う発作性疾患（けいれん性，非けいれん性）で，

- 中枢神経系の感染症・炎症（脳炎，髄膜炎，急性脳症）がない
- 急性の全身性の代謝異常がない
- 無熱性けいれんの既往がない

などの特徴があります．多くは 5 分以内で頓挫し，神経学的な後遺症はありません．

熱性けいれんの多くは，発熱から 24～48 時間以内に起こります．しかし，小学校に入るころには自然にけいれんしなくなります．日本での有病率は 7～11％で，てんかんへの移行率 2～5％（平均 3％）です．

熱性けいれんは約 30％が再発します．再発のリスクは，①両親に熱性けいれんの既往，②1 歳未満の発症，③発熱早期のけいれん，④ 39℃以下でのけいれんで，上記リスクが 1 つでもある場合，再発率が 2 倍になります．

抗けいれん薬の内服，予防投与は基本的に推奨されていません（頻回なときは検討）．予防接種は通常のスケジュールでよいですが，かかりつけ医に相談が望ましいです．

●熱性けいれん分類の定義

熱性けいれんは，複雑型と単純型に分類しています（**表1**）．表の中の単純型の項目が 1 個でもあてはまらなかった場合には，複雑型の熱性けいれんとなります．

表1 熱性けいれん分類の定義

	単純型（simple FS）	複雑型（complex FS）
持続時間	<15分	≧15分
発作型	全身性	部分
麻痺などの巣症状	なし	あり
24時間以内の反復	なし	あり

解熱剤の使用

中には「解熱剤を使いましょう」「熱を積極的に下げてあげるといいですよ」という医師もいるかもしれません．ただ，ガイドラインでは，熱を下げるとけいれんが起きにくくなるとか，再発しにくくなるというエビデンスはありません．解熱剤は，通常の解熱剤の使用の仕方で大丈夫です．熱が高くて本人がぐったりしていれば使いましょう．

ただ一つ注意したいのは，ジアゼパムとアセトアミノフェンは最低でも30分以上あけてから使ってください．理由は，ジアゼパムの基剤は水溶性ですが，アセトアミノフェンの基剤は脂溶性だからです．ジアゼパムそのものは脂なので，アセトアミノフェンと一緒に入れてしまうとジアゼパムがアセトアミノフェンの基材に入ってしまい，期待されている効果が出ないかもしれません．

抗けいれん薬

表2に抗けいれん薬についてまとめました．ミダゾラムとジアゼパムについて少しふれておきます．以前はジアゼパムが第一選択薬でした．ミダゾラムは適応外使用でしたので，仕方なくジアゼパムを使っていた医師も多かったかもしれません．現在はミダゾラムも保険適応されている製品もありますので，これからミダゾラムを第一選択薬で使う病院が増えると思います．

副作用としては，呼吸抑制が中等度みられ，気道分泌が増加します．そのせいでSpO_2が下がることがあるので，吸引は忘れないようにしましょう．持続投与で使うこともできますし，点滴確保が困難な場合は，鼻から投与することもできるのがミダゾラムの特徴です．その際は，経静脈的な投与の3倍量を使うことが推奨されています．

（梅原　直）

2　けいれん　77

表2　抗けいれん薬

ミダゾラム 1A：10 mg/2 mL （ドルミカム®）	●2nd ライン（1st ラインでも可） ●初期治療として使用，保険適応なし ●0.1 mg/kg/ 回（計 0.3 mg/kg） ●持続 0.1〜1.0 mg/kg/h ●副作用 　呼吸抑制：中 　気道分泌物：増加 　血圧低下：小 ＊経鼻投与（0.3 mg/kg/回）も可能
ジアゼパム 1A：10 mg/2 mL （ホリゾン®，セルシン®）	●1st ライン ●初期治療として使用，保険適応あり ●0.3 mg/kg/回（計 1.0 mg/kg，最大 20 mg） ●持続投与はしない ●副作用 　組織障害性：大（漏れたら壊死を起こすことあり） 　呼吸抑制：中 　気道分泌物：増加 　血圧低下：小 ●糖，生食，輸液で混合すると白濁する
ホスフェニトイン 1A：750 mg/10 mL （ホストイン®）	●2nd ライン ●意識低下や呼吸抑制なし ●初期投与：22.5 mg/kg/ 回 ●維持量：5〜7.5 mg/kg/day（初期投与から 12〜24 時間後） ●体内で分解されてフェニトインになり薬理効果発揮 ●one shot は不可!! ●希釈は生食 or5% glu ●10〜15 分で点滴静注．不整脈ありモニター必須 ●副作用＞急速投与で生じやすい 　呼吸抑制：少 　気道分泌物：なし 　血圧低下：小〜中 　（血圧低下で意識障害はある⇒ volume bolus） 　不整脈：あるが稀（sinus bradycardia, 刺激伝導路障害） 　速度が速いと血管痛あり（pH 8.4），組織障害性もある
フェノバルビタール 1A：250 mg，生食 or 注射用水で溶解 （ノーベルバール®）	●2nd ライン ●意識低下，呼吸抑制，血圧低下作用強い ●10〜20 mg/kg/ 回 点滴静注（10〜30 分で） ＊生食 or 注射用水で 10 mL に溶解（＝ 25 mg/mL） 　適宜，さらに希釈して 10 分以上かけて点滴静注 ＊けいれんを止める作用は強いが副作用強い ＊半減期（60〜100 h）が長いため，醒めるのに時間がかかる ●副作用 　呼吸抑制：大（要注意；頻度 5% 以上） 　気道分泌物：大（要注意；頻度 5% 以上） 　血圧低下：中〜大（要注意；頻度 5% 以上） 　原則：作用時間が遅いため，速効性のある薬剤と併用
チオペンタール 1A：500 mg，注射用水 20 mL で溶解 （ラボナール®）	●気管挿管の準備をしたうえで使用する，半減期は速く数十分 ●2〜5 mg/kg/回 ＊使用するなら少なめから．そこまでにさまざまな薬剤が投与されているので副 　作用が増強されやすい ●持続（血管炎起こすので基本的に中心静脈から点滴静注） 　1〜上限なし mg/kg/h（けいれんが止まるまで） ＊持続で 5 mg/kg/h 必要とすることはまずない ●副作用 　呼吸抑制：大 　気道分泌物：小 　血圧低下：大（計 5 mg/kg 以上は頻度増） ●ブドウ糖液と混ぜると結晶化!!

3 呼吸障害

到達目標
- 呼吸障害の初期対応（気道確保，酸素投与，マスク換気，救急カート準備，人手を集める）ができるようになる
- 小児の呼吸障害を「言葉」で表現できるようにする
- 呼吸障害は「診断」ではなく「病態」の把握が重要であることを理解する

　呼吸障害はけいれんと同じです．初期対応が確実にできるようになり，呼吸障害の程度を言葉で表現できるとよりいいと思います．また，Part1 で述べたように，小児の急変は呼吸関連が多く，呼吸不全から心停止へ移行しやすいことが知られています．小児の呼吸不全の生存率は80％で，心停止の生存率は10％ですので，初期対応が重要です．

呼吸障害のキホン

呼吸障害の分類

　呼吸障害の緊急度分類と陥没呼吸の重症度については，**表3〜5**を参照してください．繰り返して伝えたいことは，血液ガスによるデータやモニターの数値ではなく，視診，聴診，触診で重症度判定が可能ということです．臨床的な視察能力が求められます．

呼吸窮迫と呼吸不全の定義

　呼吸窮迫と呼吸不全の定義は，代償できる範囲が呼吸窮迫，代償できる範囲を越えてしまった状況が呼吸不全です（**図11**）．

表3 呼吸数の緊急度分類

	I 蘇生	II 緊急	III 準緊急	IV 非緊急	V 準緊急	VI 緊急	VII 蘇生
	＞−2SD	−1〜 −2SD	＜−1SD	正常	＜＋1SD	＋1〜 ＋2SD	＞＋2SD
0〜3か月	＜10	10〜20	20〜30	30〜60	60〜70	70〜80	＞80
3〜6か月	＜10	10〜20	20〜30	30〜60	60〜70	70〜80	＞80
6〜12か月	＜10	10〜17	17〜25	25〜45	45〜55	55〜60	＞60
1〜3歳	＜10	10〜15	15〜20	20〜30	30〜35	35〜40	＞40
6歳	＜8	8〜12	12〜16	16〜24	24〜28	28〜32	＞32
10歳以上	＜8	8〜12	10〜14	14〜20	20〜24	24〜26	＞26

（国立成育医療研究センター：小児バイタルサイン基準より引用）

表4 呼吸障害の重症度による分類

評価	呼吸窮迫	呼吸不全
意識	意識清明・不機嫌 不安	意識混濁・傾眠 間欠的な興奮や暴力的体動
筋緊張	正常	正常か低下
体位	三脚位	三脚位
呼吸数	速い	正常または低下
呼吸努力	肋間陥没・鼻翼呼吸 頸部呼吸補助筋使用 シーソー呼吸	不十分な呼吸努力・胸の動き
聴診器なしで聴取される呼吸音	呼気喘鳴 吸気喘鳴 うがい様音	吸気喘鳴 呼気喘鳴 あえぎ様音 呻吟
皮膚色	ピンク or 蒼白 O_2投与で消える中心性チアノーゼ	O_2投与で消えない中心性チアノーゼ まだら紋様皮膚

表5 陥没呼吸の重症度による分類

程度	陥没部位
軽症〜中等症	肋骨弓下
	胸骨下
	肋間
重症	鎖骨上
	胸骨上
	胸骨（シーソー呼吸）

呼吸窮迫 (Acute Respiratory Distress)	呼吸不全 (Acute Respiratory Failure)
呼吸努力と呼吸仕事量の増加を示す ⇒ 代償可能 SpO_2 低下はない PCO_2 上昇はない	酸素化，換気，その両者の障害をきたす ⇒ 代償不可 SpO_2 低下あり （&PCO_2 上昇あり）

図 11　呼吸窮迫と呼吸不全の定義（重症度）

症例から呼吸障害への対応を考える

●症例 1
2 歳の女子．特記すべき所見はなく，家族で外食中に突然呼吸苦を訴え顔色不良となったため，救急車で来院しました．救急車内で SpO_2 は室内気で 100％でしたが，吸気性喘鳴と陥没呼吸を認めました．

　ある医師は，原因は「アナフィラキシー」「異物誤嚥」「上気道狭窄・閉塞」と考えました．治療は，アナフィラキシーならアドレナリンやステロイド，異物誤嚥だったらハイムリック法や気管支鏡で異物除去，上気道閉塞・狭窄だったら，酸素を投与して気道確保ということになります．

　しかし，もし診断が違っていたらどうなるでしょうか．アナフィラキシーと診断しボスミンを筋注したが，実は異物誤嚥だった，異物誤嚥だと診断し気管挿管の準備をしていたのが，実はアナフィラキシーだった，とした場合，両者ともに治療効果はありません．もしかしたら，処置中に急変したかもしれません．ですが，上気道狭窄・閉塞と考えていたら，どんな病気でも酸素を使うし，気道確保は行います．要は ABC の AB をまずはきちんとしようということです．

　Part1 と Part2 で何度もいいましたが，急変という状態のときには疾患名はあまり重要ではありません．目の前の患児に何が起きているのかということが大事なので，病態として何が起きているかを把握し，バイタルサインを安定化させることを念頭におきます．

　ですから，アナフィラキシーだろうと異物誤嚥だろうと，患児に

3　呼吸障害　81

認められることは，上気道狭窄・閉塞という病態になりますので，第一にすることは酸素を投与して，気道確保することです．そこから先は，SAMPLE聴取を行い「アレルギーらしさ」「異物らしさ」を診察することでより正確な診断に近づき，そして治療をしていくという流れになります．その病態把握から診断に至るまでのスピードを速くするために日ごろから，病態→診断という診療を心がけてください．

> **●症例2**
> 10か月の女子．入院3日目です．酸素投与中，RSウイルス陽性で呼吸努力が増加しているという状況です．申し送りでは，呼吸は速くてwheezeは聴こえますが，酸素1Lを使っていればSpO$_2$は95%以上は維持できています．夜勤帯AM2時に，お母さんから「ちょっと苦しそうなんですけど」という連絡が来ました．モニターの数値は，SpO$_2$は90%，心拍190回/minでした．

●すべきことは何か？

まず，すべきことは何でしょうか．やはり第一印象の評価が大事になります．では，外観・呼吸・皮膚をみましょう．外観は，顔色不良で刺激でも視線が合いにくい状況でした．胸郭の上がりも悪い，喘ぎ呼吸をしています．末梢冷感もあって，皮膚色も悪い．全部，目で視て，触ってわかる情報です．「具合が悪い」ということを認識したので，ヒトとモノ（救急カート，バッグバルブマスクなど）を集めます．

●人が集まってきてバイタルサインを測り始めたら

人が集まってきてバイタルサインを測り始めたら，下記のような結果でした．10か月なので，心拍195回/minはちょっと速い．呼吸数58回/minは多い，SpO$_2$は酸素を投与しているにもかかわらず90%は低いです．刺激でも視線が合いにくい状況なので，呼吸と循環，意識が悪そうです．

症例のバイタルサイン

● 体温：39.0℃

● 心拍数：195 回/min —— 循環，呼吸

● 呼吸数：58 回/min —— 循環，呼吸

● SpO_2：90%（酸素鼻カニューレ 1 L/min）—— 呼吸

● 血圧：98/32 mmHg —— 循環

● 刺激でも視線合いにくい —— 意識

●医師が来るまでにできること

ABCD の評価を順番に行っていきます（**表6**）．A（気道）は，泣いているけれども鼻閉はありそうです．B（呼吸）は速くて，呻吟があって，鼻翼呼吸があって，鎖骨上の陥没呼吸もあります．この時点で陥没呼吸としては重症だとわかります．

C（循環）は，capillary refilling time（CRT, 毛細血管再充満時間）は延長していませんし，末梢冷感もなく末梢動脈触知良好であることから，循環に問題はないようです．D（神経）としては AVPU の P で，GCS だと 10 点でだいぶ悪く，意識障害がある状況です．

この症例の場合は，呼吸不全と意識障害という 2 つの異常があることがわかりました．

対応としては，まず A では鼻閉があったので，鼻の吸引をしてあげましょう．声は出ているので，気道の開通は得られています．

表6　ABCD の評価

ABCD の評価			本症例の所見
A	気道	開通の確認（気流を感じるか）	啼泣あり，鼻閉あり
B	呼吸	呼吸様式の評価 （呼吸強弱，努力呼吸，胸郭挙上，喘鳴）	呼吸速い，呻吟，鼻翼呼吸，鎖骨上・胸骨上の陥没呼吸あり，胸郭挙上不良，呼気時喘鳴あり
C	循環	末梢循環障害の評価 （CRT，皮膚冷感，末梢動脈の触知，湿潤・乾燥）	CRT<2 秒，皮膚冷感なし，橈骨動脈触知良好，皮膚湿潤
D	神経	意識状態の評価（GCS/JCS，AVPU）	E2V3M5（10）/JCS Ⅱ-20 AVPU：P

3　呼吸障害　83

表7　本症例で医師が来るまでにできること（ABCD の対応）

ABCD の対応（本症例の所見）			対応
A	気道	啼泣あり，鼻閉あり	鼻腔吸引
B	呼吸	呼吸速い，呻吟，鼻翼呼吸，鎖骨上・胸骨上の陥没呼吸あり，胸郭挙上不良，呼気時喘鳴あり	酸素マスク 10 L/min ＋バッグバルブマスク（BVM）による補助換気準備 改善がなければ ⇒ SpO$_2$ 上昇なし，循環障害の出現 ⇒ BVM で補助換気　＊挿管の準備
C	循環	CRT＜2 秒，皮膚冷感なし，橈骨動脈触知良好，皮膚湿潤	循環障害の出現ないか繰り返し評価 改善がなければ ⇒ BVM 開始　＊スタットコール検討
D	神経	E2V3M5（10）/JCS Ⅱ-20 AVPU：P	意識障害の出現ないか繰り返し評価 改善がなければ ⇒ BVM 開始　＊スタットコール検討

　B は速いですから酸素も 1 L ではなくて 10 L に増やして，必要があればバッグバルブマスクができるように，ベッドサイドに準備しておきましょう．

　C は，今のところは大きな問題はありません．D は意識障害がありますが，今は少なくとも A と B の介入をきちんとしてから，次に D の介入に入ります．

　実際に酸素を投与してみたけれど，10 L でも SpO$_2$ 上昇がみられず，循環障害も出てきました．CRT の延長がみられれば，ここでバッグバルブマスク換気をはじめて，人手があれば挿管の準備をしましょうということになります（表7）．

　C の CRT などがどんどん悪くなってきて，バッグバルブマスクも開始したという状況だと，呼吸も悪くなってきて，循環も悪くなってきて，意識も悪いとなると，急変の可能性があるので，スタットコール，コードブルーなどのさらに人手を集めるコールを鳴らしても全然構わないと思います．

　SAMPLE 聴取からは，最後にミルクを取ってからずいぶん時間が経っていることがわかります．

　医師としては，このくらいしっかり看護師がアセスメントと介入をして，「酸素を 10 L/min リザーバーマスクで投与しました．でも SpO$_2$ が上がらないのでバッグバルブマスクを開始しています」と看護師から連絡がきたら，治療のテンポが速くなります．

症例の SAMPLE 聴取

● S：(sign & symptom) 徴候/症状 ⇒ 多呼吸，顔色不良，発熱
● A：(allergy) アレルギー ⇒ なし
● M：(medication) 内服薬 ⇒ なし
● P：(past illness) 既往歴 ⇒ なし
● L：(last meal) 最終食事摂取時間
　⇒ 18 時に少量のミルク摂取
● E：(event leading to the injury, illness) 原因
　⇒ RS ウイルスによる気道感染に伴う呼吸障害

　SpO_2 が低い，高濃度酸素の投与下で補助換気を行っても SpO_2 が上昇しない，という時点で，呼吸不全という評価で「もう，この子は気管挿管しましょう」という判断になると思います．

気管挿管の適応

気管挿管の適応は以下に書いているようなものです．

● 低 O_2 血症（PaO_2<60 mmHg）および高 CO_2 血症（$PaCO_2$>55 mmHg）による呼吸不全
　十分な O_2 投与にもかかわらず低 O_2 血症が進行
● **気道防御機能の破綻**
　咳嗽反射消失，舌根沈下など
● **気道閉塞**
● **意識障害**
　① GCS ≦ 8 点
　② 急速な意識低下（GCS 2 点以上の低下）
　③ ヘルニア徴候（左右瞳孔差，片側麻痺，高血圧と徐脈）
● **無呼吸**
(Society of Critical Care Medicine：PFCCS プロバイダーマニュアル．メディカル・サイエンス・インターナショナル，2015 より改変)

　気管挿管するときにあったほうがよい薬剤と器具を下記にまとめました．

3　呼吸障害　85

気管挿管時にあったほうがよい薬剤

●ミダゾラム（1A：10 mg/2 mL）

　ドルミカム 2 mL + 生食 8 mL（1 mL＝1 mg）

　＊10 kg：0.5 ～ 1 mL（＝1 mg）使用

●ベクロニウム 4 mg（粉末）

　マスキュレート 4 mg + 生食 4 mL（＊1 mL＝1 mg）

　＊10 kg：0.5～1 mL（0.5～1 mg）使用する

　＊ロクロニウム（エスラックス®）を使用することも

●アトロピン（1A：0.5 mg/1 mL）

　アトロピンは希釈せずに使用

　＊1 mL のシリンジに吸う

　＊10 kg：最低 0.2 mL（0.1 mg）：0.01 mg/kg

　　（すぐに準備が可能であればケタミン，フェンタニルを使
　　用することも）

気管挿管時にあったほうがよい器具

●喉頭鏡

　＊光源の強さを check!

●ブレード

　＊ワンサイズ上下がすぐに出せるように

●スタイレット

　＊必ず使用するわけではない．医師へ確認を

●挿管チューブ（カフつきでも可）

●呼気 CO_2 検知器

●吸引カテーテル

　＊吐物の吸引のために太いものも準備

●胃管チューブ

●アンビューバッグ with リザーバー（自己膨張式バッグ）

●ジャクソンリースバッグ（流量膨張式バッグ）

小児の呼吸障害を「言葉」で伝える

　下記の中でドキドキする SpO_2 はどれでしょうか．5歳で心拍
180 回/min，呼吸数 60 回/min で①と②は直感的に悪いと判断でき

表8 どちらがより重症か①

1歳　気管支炎　呼吸数 17〜55 回/min		
	①	②
呼吸数	30 回/min	60 回/min
呼吸の強弱	粗い	正常
呼吸様式	胸郭の過大な挙上	胸郭挙上はやや不良
努力呼吸	鼻翼呼吸，鎖骨上・肋骨弓下に陥没呼吸	鼻翼呼吸，鎖骨上・肋骨弓下に陥没呼吸
聴診器なしで聴取する喘鳴	呼気延長	呻吟呼気延長
SpO_2（酸素投与量，デバイス）	96%（酸素鼻カニューレ1 L/min）	96%（酸素鼻カニューレ1 L/min）

る と思います.

●ドキドキする SpO_2 はどれか？
　①80%
　②90%
　③95%
　④100% room air

5歳
急性気管支炎で入院中
咳嗽著明
呼吸努力著明
体温：38.5℃
呼吸数：60 回/min
心拍数：180 回/min
血圧：98/46 mmHg

　では，この状況で95〜100％という状況だったら，この患者さんに皆さんは酸素を使うでしょうか．先ほど出てきた呼吸窮迫と呼吸不全という話になりますが，呼吸窮迫は，呼吸数を増やしたり，1回換気量を増やして酸素化を維持している状態なので，5歳で呼吸数60回/minは，どうみても悪いと思います．したがって，③と④は呼吸窮迫の状況なので，酸素を使いましょうということになります．

　表8の①と②ではどちらがより重症でしょうか．SpO_2 はどちらも96％ですが，②のほうが呼吸数が多く，呻吟や呼気延長もあって，胸郭の上がりは不良で，鎖骨上の陥没呼吸もあります．先ほどの表4をみると，呻吟は呼吸不全の症状です．呻吟は，フューン，フューン，フューンという呼吸の仕方で，大人でいう"息こらえ呼吸"に近い状態です．聴診器を使わなくても聴こえる音です．呻吟が出て

3　呼吸障害　　87

表9　どちらがより重症か②

6か月　気管支炎　呼吸数 20〜70 回/min		
	①	②
呼吸数	55 回/min	40 回/min
呼吸の強弱	粗い	粗い
呼吸様式	胸郭挙上は不良	胸郭挙上はやや不良 不規則な呼吸
努力呼吸	鼻翼呼吸，鎖骨上・肋骨弓下に陥没呼吸	鼻翼呼吸，鎖骨上・肋骨弓下に陥没呼吸
聴診器なしで聴取する喘鳴	呼気延長	呼気延長
SpO$_2$（酸素投与量，デバイス）	93%（酸素鼻カニューレ 2 L/min）	93%（酸素鼻カニューレ 2 L/min）

表10　正常肺音

気管音 (Tracheal sound)	吸気と呼気どちらでも聞こえる 吸気＜呼気 吸気と呼気の境目が明瞭	
肺胞音 (Normal lung sound)	呼気ではほぼ聞こえない 肺底部でよく聞こえる	
（気管）気管支音 (Bronchial sound)	吸気・呼気どちらでも聞こえる 吸気＞呼気 呼気でやや高調	

(Bohadana A, et al：Fundamentals of lung auscultation. N Engl J Med. 370（8）：744-751，2014.
工藤翔二 監修：聴いて見て考える肺の聴診．アトムス，2014 より改変)

表11　副雑音

ストライダー (Stridor)	吸気時喘鳴 頸部で最強点 ⇨ 上気道の異常	
笛音 (Wheeze)	〈細い気道：末梢気道〉 吸気，呼気どちらでも聴取 高調な音 喘息発作は呼気優勢に聴取	
いびき音 (Rhonchus：単数形， Rhonchi：複数形)	〈太い気道：中枢気道〉 吸気・呼気どちらでも聴取 低調な音 咳嗽で音が変化（分泌物による）	
水泡音 (Coarse crackles)	吸気・呼気どちらでも聴取 吸気の前半でよく聴取 咳嗽で変化・消失する	

(Bohadana A, et al：Fundamentals of lung auscultation. N Engl J Med. 370（8）：744-751，2014.
工藤翔二 監修：聴いて見て考える肺の聴診．アトムス，2014 より改変)
＊捻髪音（fine crackles）は，小児で聴取される疾患は非常に稀です．

いる時点で，①より②のほうが悪い状態と予測できます．

　表9は6か月の子どもですが，①と②のどちらのほうがより重症でしょうか．これは②のほうが重症です．

　②は不規則な呼吸という時点で，呼吸パターンの異常がみられます．元気なときの周期性呼吸はよいのですが，状態が悪いときの周期性呼吸は，無呼吸の一歩手前の可能性もあります．ですが，この子の場合には6か月という，周期性呼吸がみられない月齢での不規則な呼吸になっているので重症のサインとして捉えましょう．

●子どもの聴診音は経時的な変化が大切

　子どもの聴診は難しいので，下記の聴診音についての情報だけ知っておいてください．さまざまな呼吸音表記がありますが，基本となる正常肺音と副雑音については表10，11にまとめました．

　耳だけではなく，その子はどういうふうに呼吸しているのか目（視覚）も使いながら聴診すれば，子どもの聴診所見はよくとれると思います．

　「啼泣しているから聴診ができない」のではなく，啼泣していても聴取できる呼吸音があります．具体的には，啼泣時には吸気の情報のみ得られる，ということです．したがって，吸気で聴取される異常呼吸音を集中して聴けばよいのです．呼気の情報はまた別の機会に聴取すればよいでしょう．

　小児では常に一定の呼吸パターンで聴取できるわけではありません．啼泣時，就眠時，腹臥位時，坐位・立位時など，状況に応じ，経時的に聴取する努力を惜しまない，という姿勢が重要です．

●困ったときは頸部で聴診！

●乳児は呼吸が浅く肺音を過少評価しやすい

●啼泣した場合は，吸気の情報を聞くチャンス！

　呼気の情報はないと思いましょう

●呼気終末から吸気初期に集中して聴診

　短く強い吸気で crackle

　長い呼気は wheeze が聴取しやすい

　→ 耳（聴診）だけでなく目（視診）も使う！

3　呼吸障害　89

文　献

1） Society of Critical Care Medicine：PFCCS プロバイダーマニュアル．メディカル・サイエンス・インターナショナル，2015
2） Bohadana A, et al：Fundamentals of lung auscultation. N Engl J Med. 370（8）：744-751, 2014
3） 工藤翔二 監修：聴いて見て考える肺の聴診．アトムス，2014

（梅原　直）

4 顔面蒼白

到達目標
- ●顔面蒼白は常に緊急度が高い
- ●ショックは血圧で決まらない．全身状態で評価しよう
- ●アナフィラキシーショックを知ろう

症例から顔面蒼白への対応を考える

次の症例の違いを考えてみましょう．

●症例1
12歳の男子．朝の朝礼で顔色が悪くなってしゃがみこんだ．もともと車酔いをしやすく，朝も苦手，不登校気味の子．でも数分でよくなった．

●症例2
12歳の男子．給食を食べたら急激に顔色が悪くなって，嘔吐して，その場にしゃがみこんで，そのまま救急搬送された．

●症例3
12歳の男子．数日前から風邪の症状があって，数時間前から嘔吐症状．最後には顔面蒼白．胃腸炎の診断で点滴をしても，なかなか改善せずさらに悪化した．

　実はこの中で症例1は軽いケース，症例2と3が命にかかわるケースです．
　例えば，症例1は自律神経失調症です．重症度は非常に低いです

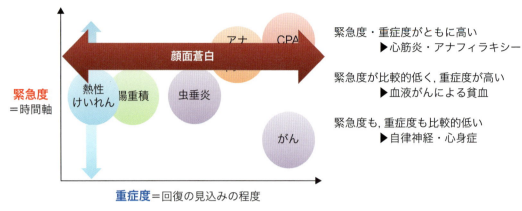

図12　顔面蒼白の緊急度と重症度

が，顔面蒼白で倒れたという意味では緊急度は高いといえます．顔面蒼白は原則緊急度が高いといえます．

> **Q**
> 顔面蒼白は急変病変か？
>
> **A**
> 顔面蒼白では，緊急度と重症度はさまざまですが（図12），緊急度は高いといえます．

ショックとは

> **Q**
> ショックとは何か？
>
> **A**
> 循環系の機能不全で主要臓器の維持に必要な酸素や栄養を十分に供給できず，組織灌流が不十分な状態です．簡単にいうと，心臓の動き，血液の量，それから血管の状態のバランスが悪くなることで起きます．脱水や重症な貧血，出血でもショックを起こします．ショックは低血圧の有無に関係なく定義されます．

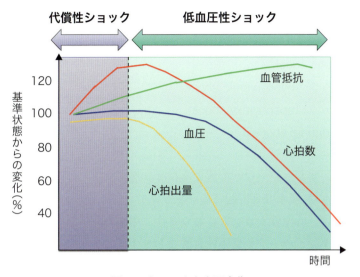

図13 ショックと血圧変化
(日本小児集中治療研究会:PALS-ITO, 2006より改変)

解説
●ショックと血圧変化

図13のように,低血圧の有無というのは重症度を示しますが,ショックがどうかを決める要素ではありません.

Q
ショックの種類と分類にはどのようなものがあるか?

A
下記のような種類,重症度による分類と原因分類があります.

●種類
- 血液分布異常性ショック(distributive shock)
    感染性,アナフィラキシー,神経原性
- 循環血液量減少性ショック(hypovolemic shock)
    出血性,体液喪失性
- 心原性ショック(cardiogenic shock)
    心筋炎,不整脈
- 閉塞性ショック(obstructive shock)
    心タンポナーデ,緊張性気胸

●重症度の分類
- 代償性ショック

・低血圧性ショック
●原因分類
・敗血症性ショック（septic shock）
・循環血液量減少性ショック（hypovolemic shock）
・アナフィラキシーショック（anaphylaxy shock）
・心原性ショック（cardiogenic shock）

　血液分布異常性ショックは，アレルギーなどで起こるショックです．循環血液量減少性ショックは，脱水などで起こるショックです．心筋炎などで心機能が落ちれば，心原性ショックになります．閉塞性ショックは特殊ですが，心タンポナーデや緊張性気胸などです．

　ショックについては，Part2の8（45頁）で詳細に説明しているので，再度読み返してみましょう．

循環の評価

Q
循環の評価はどうするか？

A
意識レベルや脈の強さ，毛細血管再充満時間（capillary refilling time：CRT），血圧などを評価します．意識レベルも循環の状態を間接的に表します．また，尿量も循環のサインです．

循環の評価
●意識レベル
●脈の速さ，強さ，皮膚の性状
●Capillary refilling time（正常＜２秒）
●最低血圧（これ以下であれば低血圧性ショック）
　〜1か月：60 mmHg
　1か月〜1歳：70 mmHg
　1〜10歳：70＋2×年齢（歳）mmHg
　10歳〜：90 mmHg

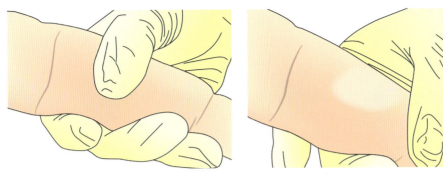

2秒以内：正常（室温が温かいとき）
3〜5秒：循環異常
5秒以上：重症なショック状態

図14　毛細血管再充満時間（Capillary refilling time）

Q
Capillary refilling time（CRT，毛細血管再充満時間）とは？

A
皮膚のどこでもいいので，5秒程度（十分血行が遮断されればよい）強く押します．そして離したときに，白い状態から赤くなるのにどれだけ時間がかかるかというものです．2秒以内で戻るなら，末梢循環は十分保てています．これが2秒を超えると重症，5秒を超えると重症なショックだと考えてよいです．病棟や外来でも非常に簡単にできます（図14）．

顔面蒼白の代表疾患

Q
アナフィラキシーショックとは？

A
蕁麻疹は皮膚だけの局所症状ですが，それが多臓器症状，例えば蕁麻疹と顔面蒼白，蕁麻疹と喘息の症状など，いくつか加わってきたときにはアナフィラキシーの可能性が高くなります（図15）．局所所見ではなく，全身所見になったら（一臓器の問題ではなくて，多臓器の問題に広がったら）アナフィラキシーで

> す．単に蕁麻疹だと思っても，それが広がってくるとアナフィ
> ラキシーショックで亡くなる可能性もあるのです．

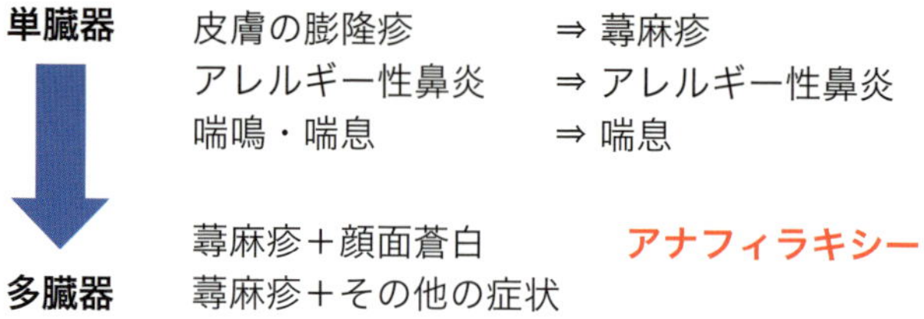

単臓器	皮膚の膨隆疹	⇒ 蕁麻疹
	アレルギー性鼻炎	⇒ アレルギー性鼻炎
	喘鳴・喘息	⇒ 喘息
↓		
多臓器	蕁麻疹＋顔面蒼白	**アナフィラキシー**
	蕁麻疹＋その他の症状	

図15　アナフィラキシーショックと蕁麻疹の違いは一臓器か多臓器か

解　説

●エピペン®とは

　エピペン®とは商品名で，自己携帯型アドレナリンが正しい名称です．エピペン®は医療現場のみならず学校現場でもよく知られています．

　アナフィラキシーのときに大腿部などに患者さん自ら，または親が打つことができます．トレーニングを受ければ救急救命士や学校の教員も打つことは可能です．最近では，学校の先生にとってもアナフィラキシーは大きな問題で，年1,2回，エピペン®勉強会を学校の先生たちが行っているところもあります．

　「アドレナリンはすごく怖いから，もし間違えて打ったらどうなるんだ」と思う人がいるかもしれませんが，基本的に基礎疾患をもっていない元気な人がアドレナリンを打ったところで，あまり大きな問題にはなりません．

　しかし，ショックの人にアドレナリンを打つタイミングが遅れてしまうと大きな問題になります．もともとアレルギーのある児のショックでは迷わずエピペン®を使用しましょう

●アナフィラキシーでは看護師ができることもたくさんある

　アナフィラキシーショックは医師だけでなく看護師ができることはたくさんあります．例えば，バイタルサインをみる，助けを呼ぶ，体位を整えるなどです（**表12**）．

　最後にはじめに示した3つの症例の診断をみてみましょう．

表12　アナフィラキシーでは看護師の対応が重要

	初期対応の手順	具体的な内容
1	バイタルサインの確認	循環・気道・意識状態・皮膚・体重
2	助けを呼ぶ	ドクターコール
3	アドレナリンの筋肉注射	エピペン® アドレナリン 0.01 mg/kg （最大量成人 0.5 mg・小児 0.3 mg）5〜15 分ごとに投与
4	患者を仰臥位	足を 30 cm 程度高く挙げる 呼吸が苦しいときは少し上体挙上 嘔吐の際には顔を横
5	酸素投与	十分な酸素
6	静脈ルートの確保	生理食塩水 5〜10 分で 10 mL/kg 急速輸液
7	心肺蘇生	必要に応じて BLS

●症例1
自律神経失調症.

●症例2
アナフィラキシーショック.

●症例3
心筋炎.

　症例3の心筋炎の特徴は，風邪の症状からはじまることです．本書では心筋炎については詳しく記載しませんが，心筋炎の経験のある医師とそうでない医師では，重症度・緊急度の捉え方が若干異なるかもしれません．

　心筋炎の患者は分単位で状態が悪くなっていきます．心筋炎の経験のない医師は，この怖さの実感がないかもしれません．特に心筋炎は風邪のシーズン，胃腸炎が流行るシーズンに多く，嘔吐しているから「ああ，胃腸炎だね」と十分評価することなく点滴をして余

4　顔面蒼白　97

計悪くしてしまうことが非常に多いです. めったに出会うことがない疾患かもしれませんが, 心に留めておく顔色不良となる疾患です.

　そのためにも嘔吐・脱水・ショックといっても盲目的に輸液をすることは好ましくありません. 輸液中も評価（改善しているかどうか）を繰り返すことが重要です.

（島袋林秀）

5 外 傷

到達目標

● 小児で最多の受診動機である，頭部外傷の頭部 CT 適応を認識する

● 「軽症」から外れるポイントの症状・経過を認識する

● 小児の外傷（特に 2 歳以下）を診たら，child abuse（児童虐待）を鑑別にあげる

症例から外傷への対応を考える

外傷は幅広いです．交通外傷から，ただの擦過傷，切り傷，刺し傷も外傷です．小児科の中で一番多いのは頭部外傷ですので，本書では，頭部外傷を中心に解説します．

●症例

10 か月の男子．（問診票のお母さんの記載だけです）周産期歴には問題のないお子さんで生来健康です．発達としては，つかまり立ちもできて坐位もできるので，月齢相当です．病院に来る 2 時間前に椅子につかまり立ちをしているところをお母さんがみていましたが，ちょっとお母さんが目を離した隙にバタンと音がしたので振り返ると，お子さんが仰向けになって泣いていたとのこと．後頭部にたんこぶがあったので，慌てて救急外来に来ました．

周囲にはよじ登るところはなくて，床にはフローリングにラグが敷いてあったという状況です．

病棟での状況に置き換えると，例えばベッドから落ちてしまったとか，お母さんが手をつないで歩いているときに転んでしまったというのと状況はほとんど同じです．

5 外 傷　99

●目撃者のいない乳児の頭部外傷患者をみたら

目撃者のいない乳児の頭部外傷患者をみたら，必ず child abuse を考えてください．お母さんの様子から虐待を疑わせる様子はありませんでしたという先入観をなくしましょう．虐待しようと思って虐待をする親はいません．結果的に虐待になってしまったということのほうが実際には多いと思います．

●第一印象は

トリアージナースの第一印象は下記のようなものでした．

STEP1　第一印象

●顔色不良なし

●鼻翼呼吸なく，苦しそうな呼吸様式ではない

●母の体に自分の顔をこすりつけ，両手で母の衣服をつかむ

●看護師が近づくと大きな声で泣くが，離れると泣き止む

●嗄声はない

●四肢の冷感はない

●緊急性は高いか低いか？

この症例の緊急性は高いでしょうか．第一印象からすると緊急度は低いですね．あまり慌てなくてもいいかなという状況です．バイタルサインも測りました．乳児の GCS は 15 点，血圧は泣いているから測ることができませんでした．呼吸数 30 回/min，心拍数 186 回/min，体温は 37℃で熱もありません．少し心拍数が速いけれど，もしかしたら泣いているせいかもしれないなという評価です．

STEP2　バイタルサイン測定

●乳児 GCS：E4V5M6（15）

●血圧：啼泣で測定できず

●呼吸数：30 回/min

●心拍数：186 回/min

●体温：37.2℃

〈Child abuse ?〉
●栄養状態
●衛生状態（服装，口臭など）
●打撲痕，紫斑
●児の保護者への関心
●保護者の児への関心
●問診上の矛盾

---

child abuse を疑う場合には，上記の項目を一緒に，バイタルサ

インを測りつつお母さんとお話をしながら，観察してもらえればよいと思います．

●医師の診察

医師は受傷4時間の時点で診察しましたが，あまり大きな異常はありませんでした（**図16**）．高エネルギー外傷ではないのでCTは行わず，「明日，必ず病院に来るように」といって，帰宅としました．

●看護師が救急外来でできること

看護師が救急外来でできることは，トリアージした時点では緊急度は高くありませんでしたが，実際に診察を受けるまでに，受傷してから4時間かかっています．

外傷は，トリアージ時点，受診時点では問題がなくても時々刻々と状態が変化する可能性がありますので，家族に対しては，「吐きはじめる」とか「何か変だなと思ったら声をかけてください」と伝えておくことやバイタルサインの測定を含めて，お母さんとお子さんの様子をちょっとみに行くなど，「そういえば，あの子どうだったかな」と気にかけるだけでも急変を防ぎ得ます（**図17**）．

●視線合う，GCS E4V5M6（15）
●母が離れると，母に向かい手を伸ばす
●対光反射 3/3（+/+），両側迅速
●眼球運動制限なし，口蓋垂偏位なし
●顔面筋の左右差なし，閉眼する力問題なし
●玩具への興味あり
●深部腱反射亢進なし
●四肢の自発運動問題なし
●後頭部に3cm大の皮下血腫
●大泉門：平坦，軟，膨隆なし

中枢神経異常所見なし

●皮膚：発疹，打撲痕，紫斑なし
●肺音：清，エア入り良好，左右差なし
●腹部：腸蠕動音正常，圧痛なし，腹満なし
●咽頭：粘膜障害なし，発赤なし
●性器：粘膜障害なし，外傷なし

一般診察異常所見なし

●保護者からみても違和感なし
●嘔吐なし，意識消失・けいれんなし

保護者の印象問題なし

図16　医師の診察（受傷後4時間経過）

5　外　傷　101

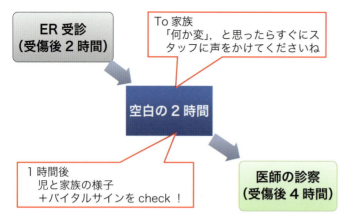

図17 看護師が外来でできること

小児の頭部外傷の特徴

Q
頭部外傷とは？

A
頭部外傷はER全体の1～2割でかなり多いです．外傷はほとんど頭部ですが，危険な頭部外傷は，このうちの5％以下です．軽い頭部外傷の方に頭部CTを撮ると，脳内出血がみつかったのは10％以下です．病気をみつけても，多くは保存的加療で「経過観察しましょうね」で済んでいる方たちのほうが多いです[1～4]．海外では，14歳未満の頭部外傷の患者さんは年間50万件受診していて，頭部外傷が原因の死亡者は年間2,000例です[5]．頭部外傷の死亡率は0.4％という報告もあります．

Q
小児の頭部外傷の特徴は？

A
子どもの頭部外傷の特徴（表13）で特に覚えておいてほしいことは，骨折を伴わない頭蓋内損傷があることです．頭のX線を撮って，骨折線がないことが，頭蓋内病変がないことと同義語ではありません．また，1～2歳くらいまでの子どもは，

表13　小児の頭部外傷の特徴

特　徴	リスク
頭部皮下組織が脆弱	帽状腱膜下血腫や骨膜下血腫を形成しやすい
頭蓋骨が脆弱で骨折しにくい	頭蓋骨骨折伴わない頭蓋内損傷が多い
板間静脈や硬膜血管が豊富	急性硬膜外血腫を形成しやすい
くも膜下腔が開大	架橋静脈破綻による急性硬膜下血腫が発症しやすい
大泉門，小泉門の存在	頭蓋内圧亢進が生じにくい
脳浮腫が生じやすい	エネルギーが小さい頭部外傷であっても重症化する可能性あり

表14　軽症頭部外傷の定義

	定　義
2歳未満	意識清明　または， 軽い声かけや触れることで年齢相当の正常な反応を示す鈍的な頭部外傷
2歳以上	GCS 14点以上　かつ， 神経学的異常所見がない 頭蓋骨骨折を示す身体所見がない

情報に一貫性が乏しい
受傷機転が外傷部位や形態に一致しない
受傷機転が児の成長発達段階に一致しない

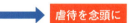

虐待を念頭に

> 脳実質と硬膜の間にかなり広いスペースがあるので震盪を起こしやすく，血管が切れやすいといわれています．低エネルギーな頭部外傷でも，頭の中で血が出ることがあるのが子どもの外傷の特徴です．

解　説
●軽傷の頭部外傷とは？

　軽傷の頭部外傷は，まず2歳で区切っていることをぜひ覚えてください（表14）．2歳未満の場合は，軽い声かけや触れることで年齢相当の正常な反応を示す，鈍的な頭部外傷と定義されています．すなわち，鋭いところにぶつけたとか，どこか高いところから地面に落ちたなどではなくて，鈍的な頭部外傷を伴うのが2歳未満の軽症頭部外傷です．

5　外　傷　103

2歳以上はGCSで14点以上かつ，麻痺などの神経学的異常所見がなく，頭蓋骨骨折を示すような身体所見（体のどこかにあざがあるとか，高いエネルギーがかかっている）がなければ，軽傷頭部外傷という判断になります．

注意したいのは，例えば，お母さんの話で，生後3か月のお子さんが「ベッドから落ちて頭を受傷した」といったとき，生後3か月は寝返りしませんのでベッドから落ちたというのはおかしいです．ただ，もし小児の情報をあまり知らなければ「そうですか，お母さん大変でしたね」となるかもしれません．

また，歩かない子が「階段から落ちてしまった」という話の場合も，もしかしたら虐待（故意ではなく，環境の整備がきちんとできていなくて，子どもが危ない環境にいるかもしれない）ということが予想されます．

●頭部CT検査の適応評価項目

虐待を疑う症例や，救急外来で最初からGCSが14点以下の場合や，1歳未満の小さな子でGCSが満点でなかったら，頭部CTを撮ることを検討します．頭部CTの適応評価項目①を下記に示します．

頭部CTの適応評価項目①

- ●受傷後のけいれん（てんかんの既往なし）
- ●虐待を疑う症例
- ●救急室での初期評価でGCS＜14点
- ●受傷後2時間経過した時点でGCS＜15点
- ●1歳未満の乳児で救急室での初期評価でGCS＜15点
- ●開放性頭蓋骨骨折や陥没骨折の疑い
- ●大泉門の膨隆
- ●1歳未満の乳児での頭部皮下血腫・腫脹，5cm以上の裂傷
- ●神経学的巣症状

（NICE Clinical guideline 176 Head Injury. January 2014 より引用）

もう一つの適応評価項目②を右に示しました．高エネルギー外傷のあり・なしは，きちんとした定義がありませんが，一応，例としては下記のようなものがあげられます．

> **頭部 CT の適応評価項目②**
> - 目撃のある 5 分以上の意識消失
> - 異常なぐったり感
> - 3 回以上の嘔吐
> - 5 分以上持続する逆行性健忘，前方性健忘
> - 高エネルギー外傷*
>
> **＊高エネルギー外傷の例**
> - 1 m 以上からの転落
> - 5 段以上の階段からの転落
> - 水深が浅いプールへの飛び込み
> - 車に追突された歩行者
> - 自転車での衝突
> - 自動車での横転事故
> - 自動車事故での車外放出
>
> （NICE Clinical guideline 176 Head Injury. January 2014 より引用）

頭部 CT 撮影の考え方

　頭部外傷の適応評価項目は，①のほうがより重症で，この中で 1 個でもあてはまれば，すぐに CT を撮ります．②の項目は 2 個あてはまるものがあれば撮りましょうというものです．中等症〜重症になりうることを疑わせる診察所見，問診所見というのが，適応評価項目①，②です．

　緊急性が高くないと判断される場合には，4 時間様子をみて，経過中に悪くなったら，その時点ですぐ CT を撮りましょう．軽症の場合には，そのときの医師の判断で帰すかどうかを決めて構わないとなっています（**表 15**）．

受診したときが保護者の意識改革のチャンス

　乳児の頭部外傷というのは，ほとんどが予防可能です．乳児には，危ないか危なくないかの判断をすることができません．したがって，

表 15　頭部 CT 撮影の考え方

	CT 撮影
頭部 CT 撮影適応評価項目①が 1 つでも（＋）	1 時間以内に検査
頭部 CT 撮影適応評価項目②が 2 つ以上（＋）	1 時間以内に検査
頭部 CT 撮影適応評価項目①がすべて（−）かつ頭部 CT 撮影適応評価項目②が 1 つ以上（＋）	4 時間の慎重な経過観察 ⇒ただし，経過観察中に GCS<15 または，繰り返す嘔吐，ぐったり感の増悪があるとき ⇒1 時間以内に検査
頭部 CT 撮影適応評価項目①②ともに（−）	臨床的な状況に応じて

（NICE Clinical guideline 176 Head Injury. January 2014 を参照して作成）

5　外　傷　105

保護者が周りの環境を整えてあげることで危険を減らすことができます. 保護者の認識がとても重要です. 「頭をぶつけちゃいました」といって受診したときこそ, 意識改革するチャンスですので, 医師や看護師の役割はとても大きいと思います.

育児相談という形にはなると思いますが, 乳児が登れるような場所を作らないとか, 目を離さないなど, 当たり前のことですが, 事故予防の重要性を伝えるために保護者に年齢に応じた小児の発達段階を説明しましょう.

●小児の外傷は否定できるまで虐待の可能性を念頭に

保護者の不注意と, ネグレクト (児への無関心) という虐待の境界はとても不明瞭です. 重要なことは, 虐待か虐待ではないかをみつけることではなく, 子どもの安全を守ることを第一に考え, 入院することも検討しましょう. 「この外傷をみつけたら虐待だよね」というものはありませし, 「私はこの子を虐待しました」といって受診することもありませんので, しっかりお母さんから話を聞くことが大事です. お母さんの違和感ある振る舞いや, 病歴, 身体所見 (診察時にお尻やお腹など通常, 傷ができないところにあざがある) にも注意しましょう.

もし, こういった所見があったら, 迷った場合は入院でいいと思います. ベテランの看護師や異なる医師の目でみてもらったり, 病院の SCAN (Suspected Child Abuse & Neglect) 委員会, 虐待対策委員会などに相談することで, 複数の人の目で状況を確認してから, 帰宅とすることが最も安全だと思われます.

●虐待の初期対応の4大原則

下記に虐待の4大原則として, 筆者らがよく参考にするものをあげました. 大事なのは, 1人で抱え込まないことです. 1人でいろいろ調べたり, お母さんから話を聞いたりするよりは, チームで「このお子さんはもしかしたら虐待かもしれないな」ということを判断したほうがよいでしょう.

> **虐待の初期対応の4大原則**
> ①虐待の確証を考える前に子どもの安全確保
> ②1人で抱え込まない
> ③あきらめない
> ④記録をしっかりとる
> （必要があれば時間をあけて再度聴取する）
>
> （奥山眞紀子，他：子どもの虐待対応医師のための子ども虐待対応・医学診断ガイドより引用）

　その際には，4番目の「記録」が重要です．われわれが書くカルテは公式文書なので証拠になります．ただ，事実だけを記載し，「このお母さんは虐待をしそうに思えない」というような印象や主観的な感想は書かないようにすることを心がけましょう．

文　献

1) Pandor A, et al：Diagnostic management strategies for adults and children with minor head injury：a systematic review and an economic evaluation. Health Technol Assess 15（27）：1-202, 2011
2) 鉄原健一：けいれんしている小児患者への初期対応．ER magazine 11（2）：226-232，2014
3) 島克司：軽症頭部外傷の診療指針．脳神経外科 37（1）：95-104，2009
4) Mettler FA, et al：CT scanning patterns of use and dose. J Radiol Prot 20：353-359, 2000
5) Kuppermann N, et al：Identification of children at very low risk of clinically-important brain injuries after head trauma：a prospective cohort study Lancet 374：1160-1170, 2009
6) Langlois JA, et al：Traumatic Brain Injury in the United States：The Future of Registries and Data Systems. CDC, 2004
7) 日本小児集中治療研究会：PALS-ITO, 2006
8) NICE Clinical guideline 176 Head Injury. January 2014
9) 奥山眞紀子，他：子どもの虐待対応医師のための子ども虐待対応・医学診断ガイド．厚生労働省科学研究費補助金子どもの家庭総合研究事業

（梅原　直）

Part 4

トラブルを未然に防ぐために！
― トラブルシューティング，急変後対応とドクターコール ―

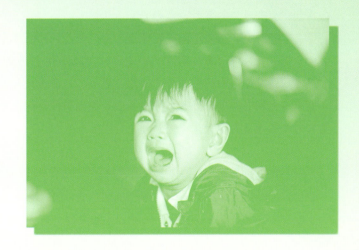

1 トラブルシューティング

　7月7日は何の日でしょう．七夕です．正解です．でも，筆者にとって7月7日は七夕ではなく，大好きな歌手の MISIA の誕生日です．この答えも間違っていません．

　実はコミュニケーション不足によるエラーはこのようなことから起きています．自分の常識が皆さんの常識ではないことがあるからです．医療従事者にありがちなのは，「1月1日がお正月．3月3日はひな祭り」といわれると躊躇なく「次は子どもの日だ」「次は七夕だ」などと，経験則に伴うパターン化された答えで考えがちです．パターン化されない場合では時にコミュニケーション不足が起きることになります．

　パターン化は，多様性に適応できなくなります．特に医療の世界に長くいると，子どもの感覚，家庭の感覚，一般の感覚と少しずれることがあります．そこにコミュニケーションのずれ（エラー）が生じます．

　また，世の中の多くの事例は，答えは一つではないので，複数あるときにこのようにエラーが起こるのです．

●米国の推定死亡数の原因は？

　クリントン政権のときに，センセーショナルな数字が発表されました．米国の 3,360 万人の死亡のうち，医療ミスで年間約 10 万人の人が亡くなっているというのです．

　ここでの医療ミスの定義は曖昧なので，法律的に医師や医療従事者の失敗によって 100% 起きているわけではありません．しかし，すべてが医師や医療従事者のミスだと思ってしまう人もいます．

　ちょうど同じ時期に日本でも患者取り違え事件が起こり，医療事故に対する考え方が大きく変わりました．

トラブルシューティングの定義

　トラブルシューティングというのは「解決の一方法」を指します．

110　Part4　トラブルを未然に防ぐために！

トラブルシューティングは，一つだけではありません．状況，人によって解決法はさまざまかもしれません．重要なことは体系立っていることと，最も可能性のある，頻度の高い順に解決していくことです．

> **トラブルシューティングは問題解決の一手法**
> 問題を解決するためには，問題の根源を体系的に探索する必要があり，順を追って解決していく．すなわち，トラブルシューティングは問題の原因として考えられる可能性を体系的に排除していく方法
>
> ①問題解決の一手法（他にもある）
> ②体系的に
> ③原因として考えられる可能性を排除

●常に100点（完璧）をとるのは大変（図1）

例えば，30点の人が50点を目指すのはそれほど難しくはありませんが，80点の人が100点を目指すのは大変です．技術をある程度高めていくと，100％を目指すスキルではなくて，失敗したときにうまく回避する方法をマスターすることが，ベテランになるとい

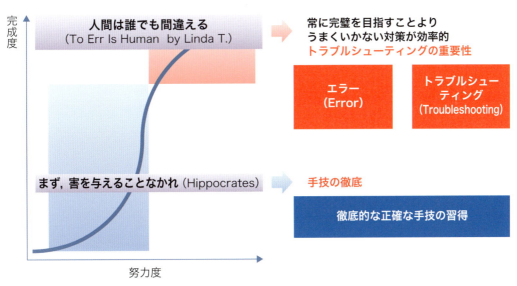

図1　常に100点（完璧）をとるのは大変

表1 マスク換気をしてもうまくいかない

バッグバルブマスクで効果的な人工呼吸ができない原因
マスクが顔に密着していない
気道が閉塞している
バッグを押す圧が低い
バッグが破れている
流量調節弁が開放している
酸素や空気の流量が少ない
酸素濃度が低い

うことなのです．筆者も失敗します．でも失敗をしたときに，大き
な問題にならないようにトラブルシューティングできるようにしま
す．人は誰しも間違えるのだから，間違えたときの対策をとること
が大事なのです．

●マスク換気してもうまくいかない

表1はある蘇生テキストに掲載されているものです．人工呼吸，
マスク換気をしたときにうまく換気できない場合の対応について書
かれたものですが，表のように原因が羅列されています．表1の
中のどれから解決すればいいかは書いていません．

蘇生コースで大きな問題となっているのは，あれだけ「人は間違
える」とされながら，「うまくできないときにどうすればいいか」
というのがあまりふれられていないことです．

トラブルシューティングがうまい人は，何から解決するかがわ
かっています．例えば，人工呼吸をしても胸郭がうまく上がらない
ときは，第一ステップでマスクの密着を確認します．多くの場合，
マスクの密着が悪いから酸素がリークして胸郭がうまく上がらない
からです．もしくは首の姿勢が悪いなら，首の姿勢を整えます．筆
者ならマスク換気をしてうまくいかないのだったら，表2の順で
行います．突然，挿管や吸引は行いません．

比較的頻度の高いものから解決していくことがトラブルシュー
ティングで，実はベテランの領域になれば，このような解決策が自
然と頭に浮かびます．まだ手技に慣れない人は，すべてのことに対
して，全部一気に解決しようとするから，効率よく解決できなくて

112　Part4　トラブルを未然に防ぐために！

表2 人工呼吸時に胸郭がうまく上がらないときの対処法

ステップ	手法	具体的に
第一ステップ（術者の手技）	Mask	Maskのサイズ，あて方
	Reposition	Sniffing，肩まくら
第二ステップ（患者自身の気道）	Suction	吸引の方法，吸引圧
	Open mouth	開口
第三ステップ（さらに付加・変更）	Positive pressure	換気圧
	Alternative	別の方法

頻度 大 → 頻度 小

MR. SOAP はスペイン語でスープの意味

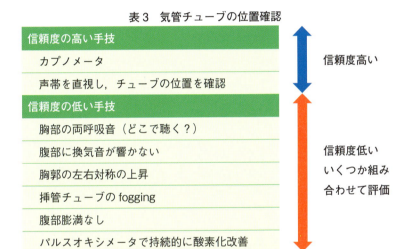

表3 気管チューブの位置確認

手遅れになってしまいます．解決方法には，羅列ではなく順番が大切です．

●気管チューブの位置確認

　例えば，気管チューブの位置を確認したいとき，書籍には確認方法が羅列してあることが多いですが，胸の音を聴くこととカプノメータを使うのでは，その信頼度は圧倒的にカプノメータのほうが高いといえます（表3）．信頼度の高い手技で確認ができれば，自信をもって次のステップに行けるでしょうし，信頼度が低い手技しかできない環境であれば，いくつかの手技を組み合わせて信頼度を高める必要があります．

トラブルシューティングのポイント

トラブルシューティングのポイントは下記のようになります.

- 自分が間違っていなくても, エラーは起こる
- 急変対応のうまい人は, 完璧であるのではなく, トラブルシューティングにうまく対応できる
- トラブルシューティングは体系立てて（重みづけ）解決

　間違いは誰にも起こります. 重要なことは, 急変対応のうまい人というのはトラブルシューティングがうまくできる人ということです. トラブルシューティングというのは, 解決法をただ単にたくさん知っていることではなくて, どれから行うと早く解決できるか, 方法の順番を知っているということです.

2 急変後の対応

急変後の対応を下記のようにコンパクトにまとめました.

●記録の整理
  ・その日のうちに必ず
  ・1 日過ぎると, 大変だったという感情的な思いのみが残る
●患者や家族の emotional support
  ・急変時は病状説明だけで精一杯となり, なかなか emotional support までは配慮しにくい
●スタッフのメンタルケア
  ・スタッフの心も, 急変後には大なり小なり「傷つくもの」
  ・このときの周囲の配慮がいっそうチームワークを強固にする
●デブリーフィングとシミュレーション
  ・事態が落ち着いてから(数日〜数週間後)早期に振り返りを
  ・裁判ではない! うまくいかなかったことだけでなく, うまくいったことも必ず討議

記録の整理

　まず, 重要なことは記録です. 急変の対応に追われてしまい記録を書き忘れてしまうことがあります. 急変の後は結構疲れてしまって書くのをやめてしまうのですが, 筆者は, 急変があったときには疲れていても記録だけは頑張ってその直後に書くようにしています.

スタッフのメンタルケア

　看護師が家族や患者さんの支援や心のケアをすることは重要なのですが, 忘れがちなのはスタッフや同僚のケアです. 日本人は, こ

2 急変後の対応　115

のメンタルケアが苦手ですよね．まず頑張ったねではなく，なぜうまくいかないかとお説教がはじまるのです．でも，誰しも急変のときには傷つくものです．なぜなら急変は，スタッフの心も慌ただしく変わるからです．

　デブリーフィングやシミュレーションも重要ですが，まず同僚に「頑張ったね」「大変だったね」と言葉をかけてあげられるかどうかが結構重要な気がします．

　患者だけでなく同僚もぜひ"蘇生"してあげましょう．

3 伝わるドクターコールの方法

　最後にドクターコールの方法についてお話しします.

　筆者は学会の広報責任者として,さまざまな広報関係の人と会うことがあります.彼らのプレゼンテーションの仕方の中から,医師や看護師が使うことができる方法はないかと考えてみた"ポイント"をご紹介します.

ドクターコールがうまくいかない原因

　コミュニケーションの問題を考えるとき,聞き役か報告者,どちらが悪いか議論になることがあります.「うまく報告しろよ」「あの人は何度いってもわからない」,そのようなディスカッションを経験されたことはありませんか.たしかにコミュニケーションがうまくいかない原因は,話す側にもあるし聞く側にもあるのですが,実は常に両方に原因があります.

　看護師側からすると,ドクターコールをしたのに「あの医師,何度いってもわからないよねえ」と思う気持ちはわからないでもありません.逆にドクターコールを受ける医師側にとっても「あの看護師は何をいっているのかよくわからない」と思うことがあるかもしれません.

伝えるために知っておきたいこと

●Team STEPPS®

　もしかしたら皆さんの病院でも取り組んでいるかもしれませんが,最近 "Team STEPPS®（Team Strategies and Tools to Enhance Performance and Patient Safety）"が,医療従事者のコミュニケーションスキルとして使用されています.日本語にすると,"医療のパフォーマンスと患者安全を高めるためにチームで取り組む戦略と方法"となります.

　Team STEPPS®は,もともとは米軍の医療スタッフのコミュニ

ケーションスキルからはじまったものです．米軍が戦地に医療チームを派遣するときは，チームがもともとできているのではなく，例えば，海兵隊の医療チームから1人，空軍から1人，海軍から1人など，その場で即席チームをつくります．背景の違う軍隊の人が，一つのチームをつくらなければいけないので，海軍式だとか空軍式だとかいっていてはコミュニケーションがうまくいかないので，「軍隊の中で統一したコミュニケーションの方法をつくりましょう」とつくられたのが，この Team STEPPS® です．本書では Team STEPPS® の細かい話はしませんが，比較的明日から使える内容として "SBAR" と "2度報告" をご紹介します．

●**SBAR**

Situation：状況

Background：背景

Assessment：評価

Recommendation：提案

　例えば，医師に報告するとき，その患者さんの「Situation（状況）」「Background（背景）」を話しましょう．そしてどういう「Assessment（評価）」をして，どういう「Recommendation（提案）」を行うかという4つの要素を入れるとうまくいくことがあります．そして医師，同僚，上司などに報告してもわかってもらえないときは，1回であきらめず2回必ず報告しましょう．2回報告して相手がわかってくれないのであれば相手が悪く，1回であきらめたら報告した側が悪いと考えましょう．

●TED

　筆者がもう一つ付け加えたいのは TED（Technology Entertainment Design）です．TED は，スーパープレゼンテーションともいわれ，その業界で頑張った人がプレゼンテーションを行うもので，人気のある講演会です．日本からもいろいろな分野の方がスーパープレゼンテーションに参加しています．

　スーパープレゼンテーションは，単にしゃべり方が上手であるだけではなく，"内容がはっきりしている" "伝える順番や表情がはっきりしている" "信念，その人の強い思いがある" のです．人に伝え

118　Part4　トラブルを未然に防ぐために！

るということは，伝え方と信念が重要な要素であるといえます.

> **スーパープレゼンテーションは何がうまいのか**
> ● **内容**（事象の抽出）
> ● **伝え方**（順番・表情）
> ● **信念**（思い・ごだわり）

新聞に学ぶ伝え方

　多くの人がうまく伝えられない原因として，"伝える順番""内容""時間"があげられます．ドクターコールは，何を先に伝えるのか（順番）がとても重要です．"伝える内容""順番""時間"についてみていきましょう.

●伝える内容

　毎日新聞では記者教育をするときに，①タイトルで8割語る，②重要な情報は最初に，③読み手に手間と疑問を与えない，④一文は短く，と指導するそうです（**図2**）．これは新聞や雑誌の記事を書くときの大原則です.

タイトルで8割語る
・原稿の中心をタイトルにする
・タイトルを読めば内容の8割がわかるくらいにする

重要な情報は最初に
・編集方針に従い「重要な情報」を最初に書く
・「おまけ的な情報」は別項や欄外の囲みにし，本文から外す
・読み手がほしい情報にたどり着けるようにする

読み手に手間と疑問を与えない
・読み手が情報を探さなくてもよいように，必要な情報をすべて盛り込む
・読み手が関心をもつように誘導しても，具体的に疑問はもたれないように

一文は短く
・文章は長いと読みにくい

図2　新聞記事の4つのツボ　当たり前だけど難しい
（大迫麻記子：知っておきたい情報発信のコツ―新聞記者さんに学ぶ記事作成の基本. 2013 より改変）

3　伝わるドクターコールの方法　119

次の症例を皆さんはどのように報告しますか.

● 今日の小児科当直はちょっと苦手な島袋先生！
● 今日の勤務の担当患者に細菌性肺炎で入院中の10か月の男児A君がいます
● A君は芸能人のお子さんで，入院中いつも素敵な服を着ています
● 夜22時に病棟巡回と抗菌薬の静注があります
● 病棟巡回の際，真っ暗な部屋で泣いているA君がいました
● A君に近づいてみると，点滴をしている腕が腫れています
● 固定しているシーネを外してみると，やはり点滴が漏れていました
● まだ，発熱や咳嗽もあり，血液検査で炎症反応がまだ高値で，肺炎の治療はまだ必要で，抗菌薬を内服できるほどの改善はしていません
● 体格のよい子で，看護師での輸液路確保が困難な状況です
● 輸液路が漏れた腕の状態も，当直医に診察もしてほしいです

　よくマスコミで使われる用語に，5W1Hがあります．これは「When（いつ），Who（誰が），Where（どこで），How（どのように），What（何が），Why（なぜ）起こったのか」という要素を書くのですが，症例をこれにあてはめると下記のようになります．

When	22時の回診
Who	10か月のA君
Where	病棟
How	回診で点滴漏れ発見，腫脹がひどい
	発熱・咳嗽があり，抗菌薬はやめれそうにない
	体格がよく看護師では輸液路確保は困難
What	診察依頼と輸液路確保
Why	腫脹がひどく，また輸液路確保が困難

　ここには，「芸能人のお子さん」や「素敵な服を着ている」という情報は不要です．5W1Hをきちんと整理してドクターコールできるかが重要なのです．

120　Part4　トラブルを未然に防ぐために！

> **伝える極意①**
>
> ## 内容をシンプル（洗練）に
> シンプル＝ 5W1H

●伝える順番

　今度は順番について考えます．①「君はかわいい．だけど，ショートカットだともっといいね」といわれる場合と，②「君はショートカットだともっといいね．もちろんかわいいけどね」といわれる場合では，どちらがいいですか．

　初めにほめられて，ちょっと付け加えられたのと，悪い印象の次にほめられるのでは，印象が違います．同じ内容でも順番で伝わり方が大きく変わります．

> ●**言葉の順番で印象はずいぶん違う**
> 　冒頭にするか
> 　最後にするか
> ●**状況が違っても言葉の印象は違う**
> 　緊急度が高いとき　⇒　冒頭の言葉
> 　それ以外のとき　　⇒　最後の言葉

　重要な言葉を冒頭にするか最後にするかは，緊急度の高いときには冒頭のほうがいいことが多いです．緊急度が高くないときには，重要なことを最後にもっていくほうが何となく伝わりやすかったりすることもあります．もちろん急変時の報告は緊急度が高いので，「タイトルで8割語る」のように初めにもってきましょう．ここでは，「先生，輸液路を取っていただきたい」というのが，緊急度の高いときの冒頭の言葉なのかもしれません．

> **結論型　最も伝えたいことから**
> **物語型　起承転結**

　すなわち，伝える順番というのは，"結論型"で伝えることです．ただ，日本人は小学校からずっと物語型で教育されているので，背

3　伝わるドクターコールの方法　**121**

景から話さないといけないと勘違いしている人が多いです．急変時には，背景を話す前に「何がいいたいか」をきちんということが必要です．必ず結論から伝えるという意識をもちましょう．

新聞の構成をみると，まず大タイトルがあって，次にサブタイトルがあっておおよそ結論がわかるようになっています．そして論文でいう要約（アブストラクト）にあたるリードがあります．これは短い文章でだいたい数100字程度ですが，これを読むと大枠がわかります．さらに細かいことは，本文に書かれています．

図3の逆ピラミッド法は，世界の新聞の共通事項です．重要なことをまず初めにタイトルで伝え，リードで次に大切なこと，原因，理由を書きます．そして，本文でその他のことを伝えます．

●急変報告で何が最も重要か

では先ほどの症例で考えてみましょう．看護師が当直医に一番伝えたかったことは，5W1H の中では what「診察依頼と輸液路確保」になります．

When	22 時の回診
Who	10 か月の A 君
Where	病棟
How	回診で輸液路漏れ発見，腫脹がひどい
	発熱・咳嗽があり，抗菌薬はやめれそうにない
	体格がよく看護師では輸液路確保は困難
What	診察依頼と輸液路確保
Why	腫脹がひどく，また輸液路確保が困難

伝える極意②

結論から話す
起承転結は失敗のもと，「事実は小説より奇なり」で演出はいらない

●伝える時間

最後に時間ということを少し意識します．ニュース番組やワイドショーのコメントはどれくらいかというと，わずか数秒です．専門

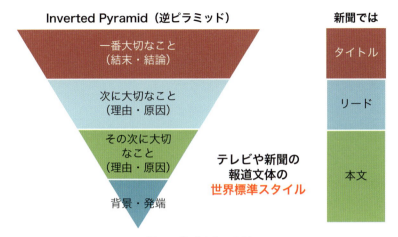

図3　逆ピラミッド法

家の意見でも10秒以上のコメントはありません．10秒以上コメントするとカットされます．ラジオでは10秒以上沈黙してしまうと，放送事故で報告しなければいけません．

　記者会見となった際には，筆者は出席者に注意事項として「伝えたいことは冒頭に数秒でいってください．そこだけが使われますから」と話しています．記者会見で急にマイクを持たされると，すごくうれしくなってしまって，いろいろなことをしゃべってしまう人が多いです．そうすると，テレビや新聞では，本質でない目立つフレーズが使われてしまいます．

> **伝える極意③**
> **インタビューも急変時報告もいいたいことは数秒で**
> 　余裕があればその後に膨らます

● ドクターコールは新聞の構成と同じ！

　先ほどの症例を新聞のタイトル，リード，本文という形で書いてみると「診察と輸液路の再確保」というのがタイトルになります．

- ●タイトル
  診察と輸液路の再確保
- ●リード
  22時の回診で輸液路漏れ発見，腫脹ひどく再確保困難で医

3　伝わるドクターコールの方法　123

師に依頼

●本文

22時の回診で輸液路漏れ発見，腫脹がひどい．抗菌薬の静注があるが，発熱・咳嗽があり抗菌薬はやめれそうにない．もともと体格がよく，看護師では輸液路確保は困難．診察と必要に応じて再確保をお願いします．

この言葉どおりがよいとはいいませんが，医師に報告をするときに何を伝えたいかを先に伝えてあげると，コミュニケーションが非常にスムーズになります．また，救急の現場では全員が殺気立っていますので，起承転結の物語型の報告は時間的に難しいです．

最後に急変後の対応とドクターコールのポイントをまとめます．

●急変安定後の対応も重要
 ・記録の整理
 ・患者や家族の emotional support
 ・スタッフのメンタルヘルス
 ・振り返り
●ドクターコールは，
 回数：2回以上
 内容：5W1H，SBAR
 順番：結論型，逆ピラミッド法（新聞のように）

文　献

1) 大迫麻記子：知っておきたい情報発信のコツ―新聞記者さんに学ぶ記事作成の基本．2013

（島袋林秀）

付　　録

気道管理の
急変への対応

─DOPE を覚えよう！─

1 DOPE（ドープ）とは

到達目標
- 気道管理の急変をさらに極める
- DOPE で対応
- 当たり前のことをもう一度確認しましょう

　ここでは，気道管理中の急変についてもう少し詳しくふれていきたいと思います．例えば，次の症例では，看護師としてどのようなことを考え，行動しますか．

●症例
RS ウイルス感染症で重症呼吸不全のため人工呼吸管理（気管チューブ 4 mm ID）をしている 2 歳の 12 kg の男児が，あなたの勤務時間中に，SpO_2 98% から 70% に突然低下し，心拍数も 130 回/min から 70 回/min まで低下しました．

●対応
ただちに 100% 酸素の用手換気に変更し，応援と救急カートを持ってくるように要請しました．迅速に全身評価を行い，呼吸に問題があると評価し，人工呼吸中の急変のため DOPE で問題解決をはかろうとしました．まず，気管チューブの口角での位置確認（13.5 cm）を行い，呼吸音や胸郭の上がり方などの身体所見や CO_2 検知器に反応することから計画外抜管や片肺挿管になっていないことを確認しました．

　どのような状況でも，人工呼吸管理をしている児が急変した際のアプローチは同じです．ここでは気道管理中の急変対応の DOPE について説明します．

　DOPE とは本来ドーピングなどに用いられる「麻薬」や「競走馬などに飲ませる興奮剤」などを意味しますが，ここでは気道管理中の急変対応を示す頭文字 DOPE について説明します．

126　付録　気道管理の急変への対応

DOPE とは
- Displacement or Disconnection（位置異常あるいは接続不良）
- Obstructive（閉塞）
- Pneumothorax（緊張性気胸）
- Equipment（機器異常）

　気道管理中の急変対応は，まず人工呼吸器からの接続を**用手換気に切り替え，全身評価（一次評価）**を行うことです．そのうえで，焦点を絞った二次評価として DOPE の確認をすることが大切です．英単語にアレルギーがある方には「**NHK 危機**」という言葉で覚えてはいかがでしょうか．

- N：ぬけた（抜けた）
- H：へいそく（閉塞）
- K：ききょう（気胸）
- 危機：機器異常

　いずれにしても気道管理中の急変時対応では，これらの要素を鑑別し，速やかに解決することが大切となります．また，DOPE という概念は，気道管理の急変時対応だけに用いられるのではなく，中心静脈カテーテルのトラブルでは気胸の P を心膜タンポナーデ（Pericardial tamponade）に変更することで活用できます．そのほか栄養チューブのトラブルは同じく気胸の P を腹膜炎（Peritonitis）あるいは穿孔（Perforation）に置き換えることで，脳室・腹腔（V-P）シャントでは気胸の P を穿孔（Perforation）や機器異常の E をびらん（Erosion）に置き換えることで活用できます．

付録

1　DOPE（ドープ）とは　127

2 DOPE での具体的行動

　気道急変時の対応では「DOPE のアプローチ」で解決するということは非常に簡単なことですが，実際，DOPE の一つひとつを具体的に解決していくためには正確な知識と迅速な対応が求められます．ここでは，DOPE 確認のために必要な一つひとつの具体的行動とその周辺知識について解説します．

Displacement：位置異常

　まず，DOPE の D について解説します．冒頭の事例で位置異常（Displacement）を確認するために具体的にどのように行動しますか．気管チューブの位置を確認するためには，2 歳の児の気管チューブの種類（カフ付きかカフなし）を理解し，適切な気管チューブ位置が何 cm かを知っておかなければなりません．

　一般に，口角で気管チューブを固定されている場合の公式は

①気管チューブの深さ（cm）＝ 気管チューブの内径（mm）× 3
②2 歳以上の小児の気管チューブの深さ（cm）は（年齢÷2）＋12

であり，症例の 2 歳児では口角での深さは 13〜14 cm となります．すなわち，位置異常（Displacement）を確認するためには，それぞれに応じた気管チューブの固定位置を知らなくてはいけないのです．

　もし症例が経口挿管ではなく，経鼻挿管の場合ではどうなるでしょう．表 1 にはトロント小児病院と国立成育医療研究センターの小児用気管チューブのサイズと深さの基準を参考までに示します．ここで注目すべき点は，年齢（体格）により気管チューブのサイズや深さが異なるということだけなく，2 つの病院で基準が若干異なることです．すなわち，前述の公式もこれらの基準も絶対的な数字ではなく，あくまでも目安であり，患者ごとに検討することが大切なのです．

128　付録　気道管理の急変への対応

表1　小児用気管チューブのサイズと深さの基準

トロント小児病院の基準				国立成育医療研究センターの基準			
年齢（歳）	内径（mm）	経口(cm)	経鼻(cm)	年齢（歳）	内径（mm）	経口（cm）	経鼻（cm）
早産児	2.5（<1,500g）	11	13.5	0～1か月	2.5	～9	～10
	3.0（>1,500g）		14		3.0	10	11～12
新生児	3.5	12	14	1～6か月	3.0	10	11～12
1	4.0	13	15	6か月～1	3.5	11	12～13
2	4.5	14	16	1	4.0	12	15
4	5.0	15	17	2	4.5	13	16
6	5.5	17	19	3	4.5	13	16
8	6.0	19	21	4	5.0	14	16
10	6.5	20	22	5	5.0	15	17
12	7.0	21	22	6	5.5	16	18
14	7.5	22	23	7	5.5	16	19
16	8.0	23	24		6.0	17	20
				8以上	6.5	18	21
					7.5	～21	24～

(Jerrold Lerman（宮坂勝之，他訳）：小児麻酔マニュアル 改訂第5版．克誠堂出版，2001より引用)

　2歳児の経口挿管であれば，13～14cm固定，経鼻挿管であれば，+2～3cm考慮して16cmでの固定となりますので，症例では，口角で13.5cm固定であり，適正位置と推察されます．急変時に混乱しないように，気管チューブのサイズ，患者のチューブの固定の深さを日ごろより患児のベッドサイドに明記しておくとよいでしょう．

　気管チューブの口角位置が正しければ，位置異常は問題ないかといえばそうではありません．計画外抜管しているかもしれません．気管チューブの先端が気管内にあるかどうかの確認は，Part4（**113頁の表3**）で説明したように，確認手技の信頼度を考慮して行うべきです．

　最も信頼度の高い確認方法にCO_2検知器があります．CO_2検知器には，産生されたCO_2の検知のみで，波形記録がないカプノメータ（Capnometer），CO_2レベルをリアルタイムに測定し，呼吸数とともに表示するカプノグラフィ（Capnograghy），さらには，呼気終末のCO_2濃度の最高値だけを検出する比色定量検出装置があり

ます．米国では比色定量検出装置の色の変化の覚え方として，紫の
まま（Purple）は問題（Problem）とし，黄色に変化（Yellow）は
YES とされています[1]が，重要なことは，呼吸に合わせて，紫色
から黄色（呼気），黄色から紫色（吸気）に**変化**することです．

　CO_2 検知器について詳しく勉強されている方の中には，心停止の
状態では，気管内に気管チューブが正しい位置にあっても検出され
ないことがあり，心停止の状態での使用を危惧する意見があります．
たしかに，ある文献では，心停止で紫色のままで変化がなかった症
例の77％は気管チューブが正しく気管内の位置にあっても色の変
化がなかったとされています[2]．しかし，心停止であっても，呼吸
に合わせて色の変化があった場合は100％気管内にある[2]ともされ，
心停止に使用できないわけではありません．最近では，心肺蘇生中
の CO_2 検知値の程度が蘇生後の予後に影響するとされています．
心停止であっても CO_2 検知器の積極的な使用を推奨しています．

　さて，上記の確認方法は，気管チューブが少なくとも気管内にあ
ることを示しただけで，チューブ先端が気管内の正しい位置にある
ことを示したものではありません．臨床現場では，呼吸音や胸郭の
上がりに加え，胸部 X 線で気管の先端の位置を確認します．

　では，胸部 X 線では，気管チューブの先端陰影が気管のどの位
置にあればよいのでしょうか．筆者の愛読書の一つである Paul
Marino の書籍[3]では以下のように書かれています．「成人では**頭部
の位置が中立位にあるとき**，気管チューブの先端は，気管分岐部の
3～5 cm 上方（気管分岐と声帯の中間）に位置すべきである．頭部

コラム

CO_2 検知器を活用しよう

　挿管管理されている児を搬送する際に，皆さんはどのようなモニターを使用しているで
しょうか．SpO_2 モニターや心拍モニターを使用されることが多いでしょうが，短時間であっ
ても（院内での移動であっても）CO_2 検知器も活用されることをお勧めします．

　搬送中の気管挿管の位置確認は非常に難しいものです．CO_2 検知器により計画外抜管を
複数のスタッフによって確認できます．SpO_2 モニターは酸素化の指標，心拍モニターは心
拍数の指標になりますが，いずれも換気の指標にはなりません．また，酸素を使用している
際，SpO_2 モニターでは酸素化の悪化に気づくのに相当時間がかかります．酸素化モニター
や心拍モニター同様に換気の指標である CO_2 検知器を医療安全の面からもぜひ活用してい
ただきたいと思います．

表2 成人におけるX線写真での気管チューブと頸部の位置関係

解剖額的構造		X線写真上の位置
解剖額的構造	声帯	通常C4～C5棘間上
	気管分岐部	通常T4～T5棘間上
頸部と首の位置	中立位	下顎下縁がC5～C6上
	屈曲位	下顎がT1～T2以上
	伸展位	下顎がC4以上
気管チューブの位置	頭部が中立位	チューブの先端が声帯と気管分岐部の中間，気管分岐部から3～5cm
	頭部が屈曲位	チューブの先端は2cm下方移動
	頭部が伸展位	チューブの先端は2cm上方移動

(Goodman LR, et al：Critical Care Imaging 3rd Edition. WB Sanders, pp35-56, 1992 より引用)

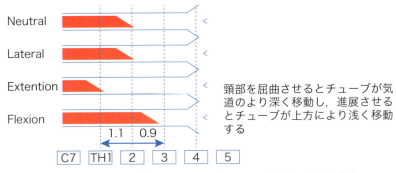

図1 小児における頸部の体位と気管チューブ先端の位置の変化
(宮坂勝之，他：1-7歳小児全麻下患者透視化の所見．新医療 11：141-144，1984．松本弘：気道管理（気管内挿管・気管切開）．小児内科 32（増刊号），2000 を参考に作成)

が中立位にあるとは，下顎骨の下縁が頸椎下部（C5～6）に投影されたもの，すなわち，気管チューブが気管分岐部の3～5cm上方にあることだけでなく，頭部が中立位にあることを確認しなければならない」としています．

小児においては，鎖骨前縁とTh2背側（ただし胸部条件の場合）とされます．新生児では胸腹部条件があることが多く，鎖骨の前縁-Th2背側の中点とする説もありますが，いずれにしても頭位が中立位であることが前提となっています．表2[4]には成人におけるX線写真での気管チューブと頭部の位置関係を示したものですが，頭部の位置により，気管チューブの位置が＋／－2cm程度変化しま

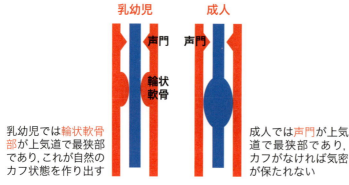

図2 成人と乳幼児の気管の狭窄部位の違い

す．小児においても，**図1**[5,6]のように首を屈曲すれば一椎体分深くなり，背屈すれば，一椎体分浅くなります．X線写真で気管チューブの位置確認する際には，チューブの先端の位置だけでなく，頭の位置もしっかり確認することが大切です．

●乳幼児の気管チューブのカフの有無

　最近，乳幼児であってもカフ付き気管チューブが使われていることもありますが，いまだにカフなし気管チューブが選択されることが多い印象です．ではなぜ，乳幼児ではカフなし気管チューブが選択され，成人ではカフ付き気管チューブが選択されるのでしょうか．答えは，気管の狭窄部位の解剖にあります．**図2**のように成人の気管の狭窄部位は声門部分とされます．したがって，カフで気管を密閉することで，リークの少ない人工呼吸管理が可能となります．しかし，乳幼児の狭窄部位は声門ではなく輪状軟骨部位で，カフを膨らませても有効的でないとされ，リークを前提とした人工呼吸管理（カフなし気管チューブによる従圧式人工呼吸管理）となります．しかし，近年幼児であっても気管の狭窄部は輪状軟骨部位より声門であることが多いことがいわれはじめ，人工呼吸器の性能の向上で，乳幼児であってもカフ付き気管チューブが選択されることもあります．特に呼吸状態の悪いときには，乳幼児であってもカフ付き気管チューブを選択することも増えてきています．

　DOPEのDには**D**isplacementだけでなく，**D**isconnectionの意味もあります[7]．人工呼吸管理中のトラブルで多いのが，回路接合部の外れです．臨床現場では，普段は回路の外れはなくしたい一方，

とっさのときには接続を容易に外しやすくしたいものです．このとき，力任せに差し込むではなく，ひねりながら差し込むと引っ張られたときに力が分散し，外れにくく，また，外しやすくなります．

Obstructive：閉塞

次に閉塞（**O**bstructive）についての確認です．

気管チューブの閉塞確認はどのようにしますか．一般的には 2 つの方法があります．

①吸引チューブを気管チューブ内に挿入してみる
②流量調整型バッグで加圧してみる

吸引チューブを気管チューブ内に挿入するにしても，例えば症例のように内径（Internal Diameter ＝ ID）4 mm ID の気管チューブに適した吸引チューブのサイズがわからなくてはなりません．気管チューブの内径の 2〜2.5 倍程度の Fr 表示のサイズ（4 mm ID の気管チューブであれば，8 Fr 程度の吸引チューブ）を選べばよいでしょう（コラム参照）．

流量膨張式バッグで加圧する際には，流量膨張式バッグの正しい用手換気の理解，胸の上がり方の観察，日ごろの換気圧（肺の硬さ）を知っておく必要があります．

また，気管チューブの詰まりやすい部位も知っておく必要があります．気管チューブで一番詰まりやすいところは，気管チューブの先端です．ストローを吹いていると，ストローの先端部分に唾液が溜まる原理と同じです．水分や蛋白成分が固まり，閉塞の原因となります．それゆえ，気管チューブの閉塞予防や閉塞確認では，吸引チューブを気管チューブの先端から**わずかに深く**挿入することが重要となります（深すぎると肉芽形成や気管損傷の原因となります）．

新生児などで使用される従圧式人工呼吸器（pressure control ventilation：PVC）で換気量をモニターしていない人工呼吸器では，気道が閉塞していても警報が鳴らないものがあります．人工呼吸器だけでなく，患者の胸の上がりを丁寧に観察することも必要です．

付録

2　DOPE での具体的行動　133

●加温加湿器のトリック

　人工呼吸器の装着時は，加温加湿器の電源を入れ忘れてはいけません．呼吸器に供給されるガス配管は湿度0%の酸素や空気であるため，加温加湿器が機能していなければ，湿度0%の換気に曝されます．挿管患者は数時間湿度0%のガスを吸入するだけでも，気管線毛に重大な損傷を与えます（挿管中はさらに副鼻腔などの加湿効果もない）．残念ながら多くの人工呼吸器は，加温加湿器と人工呼吸器が連動していないために，加温加湿器の電源がオフで人工呼吸器を稼働させても警報は鳴りません．

　経験的には，気管吸引をしても吸引物が全く引けない場合は，閉塞しているか，不適切な加湿と理解してよいと思います．有効的に加湿がされていれば，わずかでも気管内分泌物は吸引されるはずです．

　ところで，加湿するためには加温が絶対条件です．酸素マスクの際，滅菌水の中をぶくぶく通過させて，あたかも加湿したかのように錯覚しますが，残念ながら，加湿効果はほとんどありません．

●気管吸引の手順

　ここで，気管吸引の手順[8]を確認しましょう．

①手技を行う際の声かけ（小児であっても意識があれば必ずしましょう）
②手洗いと感染防御
③器具の設定
④患者の呼吸・循環評価
⑤100%酸素で十分な酸素化（最低6呼吸）
⑥チューブの先端あるいは気管分岐部の上までもってくる
⑦5秒以内の吸引，トータルでも10秒以内
⑧100%酸素で十分酸素化
⑨必要に応じて4～8回行い再評価

　諸先輩の指導のもと，何となく耳学で手技を修得しがちですが，時には教科書をじっくり読んで手技を確認すると知らなかったことを発見することがあります．

134　付録　気道管理の急変への対応

表3 気管内洗浄に滅菌生理食塩水を注入するときの量

新生児	0.25〜0.5 mL
小児	0.5〜1.0 mL
年長児	1.0〜3.0 mL
成人	5.0〜10.0 mL

（Christopher King, et al：Textbook of pediatric emergency procedures 2rd Edition. Lippincott W&W, 2007 より引用）

●気管チューブが閉塞していたら

●気管チューブの入れ替え
●気管内洗浄？

　気管吸引で閉塞が疑われたら，原則は気管チューブの入れ換えですが，状態が不安定あるいは再挿管が困難な児に対しては，気管内洗浄を行うことがあります．気管内洗浄を行うときは，**表3**のように滅菌生理食塩水を注入して粘稠な気管分泌物を除去するとよいとされます．

　しかし，滅菌生理食塩水の注入に関して批判的意見もあります．滅菌生理食塩水の注入により細菌を下気道に送り込むことになるからです．一般に，上気道から下気道になるとともに菌数は減り，無菌程度が高まるとされます．気管チューブなどの人工物が挿入されると，その無菌システムが十分機能しないだけでなく，滅菌生理食塩水の注入により，気管チューブ内面に存在する細菌コロニーが下気道に送り込まれてしまいます．成人を対象としたある研究[9] によれば，成人の研究では生理食塩水5 mL を気管チューブに注入すると30万の細菌コロニーが気管チューブの内面から剥離するとされています．また，粘稠な気道分泌部には生理食塩水が果たしてどこまで有効かという意見もあります．実際，気道粘膜表面を覆う分泌物は親水性の層と疎水性の層からなり，親水層は粘膜表面の湿潤を保ち，外側の疎水層は気道内腔に接しているため，ムコ蛋白層が気道分泌物の粘稠度を決めているとされています．したがって，疎水成分を水で洗っても，油を水で洗うのと同様で効果は乏しい[10] のです．細い気管チューブを使用する小児では，一時的に洗浄により粘稠な分泌物が除去できたとしても再度閉塞してしまいます．気管

内洗浄をする際にはそのリスクを十分考慮しながら，可能な限り気管チューブを交換すべきと考えます．

コラム　気管チューブのサイズの単位と吸引チューブのサイズの単位

　気管チューブのサイズをみてみると，3.5 mm ID と記載されています．吸引チューブは Fr（フレンチ）となっています．この意味を考えたことがありますか．

　気管チューブの 3.5 mm ID とは気管チューブの内径（Internal Diameter ＝ ID）が 3.5 mm という意味です．気管チューブを丁寧に観察してみると OD（Outer Diameter）と併記されているかもしれません．これは気管チューブの外径を示しています．気管チューブのサイズを診療録に記載する際には，気管チューブ 3.5 mm ではなく，ぜひ気管チューブ 3.5 mm ID と記載しましょう．

　一方，吸引チューブでは 12 Fr とフレンチ単位となっています．この Fr とは，吸引チューブの外径円周値の意味です．すなわち Fr を円周率 π（3.14）で割れば，外径の値となるわけです．12 Fr の吸引チューブでは約 4 mm の外径というわけです．このことを知っていると，症例のような気管チューブ 4 mm ID に挿入する吸引チューブのサイズを聞かれたら，4 mm ID の 2～2.5 倍の 8～10 Fr 程度の吸引チューブがよいということになります．

　ちなみに針の太さの単位は G（ゲージ）です．これは，単位面積あたりには針が何本入るかを示したものです．したがって，気管チューブ（mm ID）や吸引チューブ（Fr）では数字が大きくなれば太くなり，針（G）では，数字が小さくなるにしたがって太くなるのです．

コラム　吸引圧

　吸引圧の単位は kPa（キロパスカル）が国際標準です．一部には mmHg で表記されています．100 mmHg が約 13 kPa に相当します．小児の気管吸引圧は 13 kPa（100 mmHg）とされますが，吸引チューブの先端と吸引器圧表示には差があります．吸引圧の表示だけなく，実際の吸引の強さを確認することが大切です．

Pneumothorax：緊張性気胸

緊張性気胸とは生命が切迫した気胸のことです．すなわち，診断や治療が遅れれば死亡する可能性のある，緊急度と重症度の高い疾患です．ここでは，DOPEの3つ目の鑑別である緊張性気胸（Pneumothorax）の診断と治療の難しさを示します．

表4　緊張性気胸の代表的な身体所見

意識清明な患者	
ほぼ全例に出現	胸痛，呼吸困難
50～70％に出現	頻脈，患側呼吸音の減弱
10～25％出現	SpO_2の低下，気管偏位，血圧低下
稀（10％未満）	チアノーゼ，打診上鼓音，意識低下，患側胸郭膨隆，患側胸郭運動低下
気管挿管し陽圧換気状態の患者	
ほぼ全例に出現	急速に発症，増大する皮下気腫，SpO_2や血圧の急激な低下
約33％に出現	換気圧の上昇，患側胸郭膨隆，運動低下，患側呼吸音の低下
稀（25％未満）	巨大な皮下気腫，頸静脈の怒張

（林寛之：たかが気胸，されど気胸 Part1．レジデントノート 10（6）：959-967, 2008 より引用）

●緊張性気胸の診断の難しさ

緊張性気胸の身体所見は，気管偏位，頸静脈怒張がいわれていますが，小児ではこれらの身体所見から緊張性気胸と診断することは容易ではありません．これは小児だけでなく，成人でも同様です．表4に示すように，緊張性気胸の代表的な身体所見はわかりにくいものです．成人であっても意識障害のない患者では，胸痛や呼吸困難などの自覚症状であり，気管偏位や患側胸郭膨隆や運動低下はさほど高くはありません．人工呼吸をしている患者では，SpO_2や血圧の急激な低下などの非特異的なバイタルサインの変化がよくみられるものの，頸静脈怒張は稀といえます[11]．

さまざま蘇生コースでは緊張性気胸の診断根拠として気管偏位，頸静脈怒張が強調されていますが，特異度は高いけれども，その頻度は低く非常にわかりにくいことは知っておくべきです．

●緊張性気胸の治療

緊張性気胸の治療といえば，

2　DOPEでの具体的行動　137

- 胸腔穿刺
- 胸腔ドレーン

を思い浮かべる方が多いでしょう．たしかにまず，胸腔穿刺を行い，緊急脱気し，その後胸腔ドレーンを入れましょうと教わります．このアプローチは間違っていませんが，本当にいつも有効な治療でしょうか．

　実は胸腔穿刺の有効性について疑問視する研究があります．ある研究[12]では，血液や組織片で閉塞してしまったり，胸腔内圧が高くて穿刺した静脈留置針の外套が曲がってしまうなどさまざまな要因で胸腔穿刺でもいつも脱気できるとは限らなかったと報告しています．別の報告[13]では，胸腔穿刺の手技について救急医に確認すると88％が正確に答えていたが，実際に穿刺部位（第2肋間鎖骨中線）に正確に同定できたのは60％程度であったとのことです．すなわち，胸腔穿刺がいつも有効な手技でないことは知っておく必要があります．

　そもそも，緊張性気胸の緊急処置では気胸を治すことでなく，「緊張性」を回避すればいいのです．気胸により胸腔内が陰性から陽圧になり，呼吸・循環動態に影響が出る緊張性気胸であれば，胸腔穿刺を行ってもよいですが，もしうまく脱気できなければ，迷わずメスで切開し解放することで胸腔内の陽圧だけをとればよいのです．そして，その後胸腔ドレーンで気胸を治療すればいいのです．

Equipment：機器異常

　人工呼吸管理の急変では，すぐに人工呼吸管理から**用手換気**に切り替えることで機器異常（**E**quipment）がただちに確認されます．急変時，モニターや人工呼吸器ばかりをいつまでも眺めている人がいますが，それ以上の機器異常の追求はまずは不要です．重要なことはモニターや機器ではなく，患者自身をみることです．

　ただし，用手換気に切り替えるといっても，正しく用手換気ができなれば，人工呼吸管理の状況よりも悪い結果を招きます．自己膨張式バッグ，流量膨張式バッグなどの換気バッグの特徴を熟知し，適切な換気（適切な機器・換気量・換気回数）ができるように修練

しておく必要があります.

　以上, DOPE の具体的な行動に参考となる事柄を述べてきました. もう一度冒頭の症例を振り返りながら, 人工呼吸管理中の急変対応について考えてみてください.

文　献

1) American Academy of Pediatrics：Pediatric Assessment. The pediatric Emergency Medicine Resource 4th edition. pp37-39, 2004
2) Ornato JP, et al：Mitlicenter study of a portable, hand-siza, colorimetric end-tidal CO_2 detection device. Ann Emrg Med 21：518, 1992
3) Paul L Marino：The ICU Book 3rd Edition. Lippincott W&W, 2007
4) Goodman LR, et al：Critical Care Imaging 3rd Edition. WB Sanders, pp35-56, 1992
5) 宮坂勝之, 他：1-7 歳小児全麻下患者透視化の所見. 新医療 11：141-144, 1984
6) 松本弘：気道管理 (気管内挿管・気管切開). 小児内科 32 (増刊号), 2000
7) 宮坂勝之翻訳・編集：日本版 PALS スタディガイド　小児二次救命処置の基礎と実践. エルゼビア・ジャパン, 2008
8) Christopher King, et al：Textbook of pediatric emergency procedures 2rd Edition. Lippincott W&W, 2007
9) Hagler DA, et al：Endotracheal saline and suction cathers：sources of lower airways contamination.　Am J Crit Care 3：444-447, 1994
10) 前掲書 3)
11) 林寛之：たかが気胸, されど気胸 Part1. レジデントノート 10 (6)：959-967, 2008
12) Jones R, et al：Tension pneumothoraces not responding to needle thoracocentesis. Emerg Med 19：176-177, 2002
13) Zengerink I, et al：Needle thoracostomy in the treatment of tension pneumothorax in trauma patients：What size needle? J Trauma 64：111-114, 2008

（島袋林秀）

付
録

索引

数字・欧文

1 回拍出量　49
2 度報告　118
5breath-10beats 法　21，24
5W1H　120
Airway（気道）　30
AVPU　27，42
BLS（一次救命処置）　8
Breathing（呼吸）　30
child abuse　100
Circulation（循環）　41
CO_2 検知器　129，130
CRT（毛細血管再充満時間）　41，55，95
DOPE　126
Dysfunction of CNS（神経）　42
F_IO_2　52
Glasgow Coma Scale（乳幼児改訂版）　28
HUS（溶血性尿毒症症候群）　61
MR.SOAP　113
NCPR（新生児蘇生）　8
O157　61
PALS（小児二次救命処置）　5
Question&Action　43
RRS（院内救急対応システム）　9
SAMPLE 聴取　73，82
SBAR　118
Team STEPPS®　117
TED　118

あ

アナフィラキシーショック　94，95
アプガールスコア　7

い

意識　27
位置異常（Displacement）　128
イチゴゼリー便　63，65

一次救命処置（BLS）　8
医療従事者の行動・心理　4
医療ミス　110
インスピロン　54
院内救急対応システム（RRS）　9

え

エピペン®　96
エラー　110

か

外傷　99
顔色不良　41
加温加湿器　134
カプノグラフィ　129
カプノメータ　129
間欠的啼泣　65
患者や家族の emotional support　115
陥没呼吸　33，80
顔面蒼白　91

き

気管吸引　134
気管挿管の適応　85
気管チューブのサイズ　136
気管内洗浄　135
機器異常（Equipment）　138
気道確保　71
気道抵抗　39
気道内径　39
虐待　100，106
逆ピラミッド法　122
吸引圧　136
吸引チューブのサイズ　136
急変後の対応　115
急変対応の ABCD　30
急変の定義　3，18
胸郭の年齢による変化　38
切り傷　99
記録の整理　115
緊急度　11

緊張性気胸（Pneumothorax）　137
緊張性気胸の診断　137
緊張性気胸の治療　137

く

口呼吸　35

け

経験則　110
けいれん　69
けいれん重積　74
血圧　26
血液分布異常性ショック　93
血便　60
結論型　121
解熱剤　77

こ

抗けいれん薬　77
交通外傷　99
五感　56
呼吸窮迫　31，79
呼吸原性　19
呼吸障害　79
呼吸数　21，55，80
呼吸不全　19，32，79
コミュニケーションのとり方　16
コミュニケーション不足　110

さ

刺し傷　99
擦過傷　99
サルモネラ　61
酸性臭　64
酸素投与のデバイス　52
酸素流量　52

し

ジアゼパム　77
自己携帯型アドレナリン　96
疾患名　10

141

シバリング　75
シミュレーション　115
重症度　11
循環血液量減少性ショック　93, 94
循環障害　41
状態悪化のリスク因子　18
小児早期警告スコア（PEWS）　5, 20
小児二次救命処置（PALS）　5
小児の急変の 5 つの keywords　4
ショック　45, 92
ショックの 5 徴　47
ショックの分類　45
除脳硬直　72
除皮質硬直　72
自立活動の程度　16
心筋炎　97
心原性ショック　93, 94
新生児蘇生（NCPR）　8
身体所見　56
身体的評価　8
心停止　19
心拍出量　49
心拍数　24, 55

せ
正常肺音　88

そ
蘇生・対応手技　8

た
ターゲットサイン　65
第一印象の評価　70
体温　29
体温測定部位　29
代償性ショック　45, 93
大腿動脈　54

ち
チアノーゼ　41

腸重積　65
聴診音　89

つ
伝える時間　122
伝える順番　121
伝える内容　119

て
低血圧性ショック　46, 94
デブリーフィング　115

と
瞳孔不同　72
橈骨動脈　54
頭部 CT 検査の適応評価項目　104
頭部外傷　102
頭部後屈顎先挙上　71
ドクターコール　117
トラブルシューティング　110

に
乳児用 Japan Coma Scale　27
乳糖不耐症　64

ね
ネグレクト（児への無関心）　106
熱性けいれん　76

は
敗血症性ショック　94
バイタルサイン　16, 56
発熱　55
鼻カニューレ　52
鼻呼吸　37

ひ
比色定量検出装置　129
皮膚への循環　41
病態　10
頻脈　55

ふ
フェイスマスク　52
副雑音　88
腹部の腫瘤　65
腐敗臭　64

へ
閉塞（Obstructive）　133
閉塞性ショック　93
ヘマチン化　62
ベンチュリーマスク　54

ま
末梢冷感　41

み
ミダゾラム　77
脈拍数　24

め
メッケル憩室　66
メンタルケア　115

も
毛細血管再充満時間（CRT）　41, 55, 95
物語型　121

よ
溶血性尿毒症症候群（HUS）　61
用手換気　138
予知　4
予兆　19

り
リザーバーマスク　52

れ
裂肛　61

●著者略歴

島袋林秀（しまぶくろ・りんしゅう）

聖路加国際大学大学院　臨床准教授
聖路加国際病院小児総合医療センター小児科　医幹

産業医科大学卒業．東京医科歯科大学大学院医療管理政策学（MMA
コース）修了．横浜労災病院新生児内科副部長を経て現職．小児科専
門医・指導医，周産期（新生児）専門医，臨床遺伝専門医，小児栄養
消化器肝臓認定医，PALS インストラクター，NCPR インストラクター
など．日本小児科学会広報委員会委員長，日本小児科学会将来の小児
科医を考える委員会副委員長，JRC/CoSTR2015 NCPR ガイドライン
作成準備委員会委員，小児医療航空搬送コンソーシアム（J-pmac）
幹事ほか．

梅原　直（うめはら・なおき）

聖路加国際病院小児総合医療センター小児科

聖マリアンナ医科大学卒業．仙台市立病院小児科，神奈川県立こども
医療センター救急診療科・集中治療科を経て現職．小児救急医学（小
児 ICU）および小児呼吸器学が専門．小児科専門医．小児の在宅人工
呼吸器医療にも取り組んでいる．

5つの keywords でスッキリわかる！　小児の急変対応
───あわてないために必要な見方と考え方───

2017 年 11 月 25 日発行　　　　　　　　　　第 1 版第 1 刷 ©

著　者　島 袋 林 秀　　梅 原　直

発行者　渡 辺 嘉 之

発行所　株式会社　総合医学社

　　　　〒101-0061　東京都千代田区三崎町 1-1-4
　　　　電話 03-3219-2920　FAX 03-3219-0410
　　　　URL：http://www.sogo-igaku.co.jp

Printed in Japan　　　　　　　　　　　　　シナノ印刷株式会社
ISBN978-4-88378-658-9

・本書に掲載する著作物の複製権・翻訳権・上映権・譲渡権・公衆送信権（送信可能化
　権を含む）は株式会社総合医学社が保有します．
・**JCOPY** ＜（社）出版者著作権管理機構 委託出版物＞
　本書を無断で複製する行為（コピー，スキャン，デジタルデータ化など）は，「私的
　使用のための複製」など著作権法上の限られた例外を除き禁じられています．大学，
　病院，企業などにおいて，業務上使用する目的（診療，研究活動を含む）で上記の行
　為を行うことは，その使用範囲が内部的であっても，私的利用には該当せず，違法で
　す．また私的使用に該当する場合であっても，代行業者等の第三者に依頼して上記の
　行為を行うことは違法となります．複写される場合は，そのつど事前に，**JCOPY**
　（社）出版者著作権管理機構（電話　03-3513-6969，FAX　03-3513-6979，e-mail：
　info@jcopy.or.jp）の許諾を得てください．